Dr. med. Jürgen Hennecke

Allergie und Schwingung

Neue Hoffnung für Allergiker?

Erfahrungen mit der Bioresonanz-Therapie

Veröffentlicht im
Astro-Spiegel-Verlag, Stolberg, Telefon (0 24 02) 8 36 57
1. Auflage im April 2001
2. Auflage im September 2002
3. Auflage im Mai 2004
4. Auflage im Februar 2005
5. Auflage im August 2006
6. Auflage Februar 2007
7. Auflage Dezember 2007
8. Auflage April 2009

Gesamtherstellung
Werbung & Druck Kreutz, Aachen
Printed in Germany
ISBN: 3-928830-07-4

für Simone,
Thomas & David

Inhaltsverzeichnis

Einleitung

Dieses Buch klingt wie ein modernes Märchen.
Alle Personen und Namen sind frei erfunden. Ähnlichkeiten mit noch lebenden Personen sind nicht zufällig, sondern beabsichtigt.

Allergiebehandlung mit Schwingungen - Was ist das?

Zunächst einmal eine etwas hilflose Umschreibung für ein Phänomen, welches bisher in der Medizin in dieser Form nicht bekannt war.

Da gibt es Patienten mit Heuschnupfen. Wenn die Birke in den ersten Apriltagen ihre Blüten in den warmen Frühlingswind hängt, trauen sich viele unserer Zeitgenossen kaum nach draussen. Nasenlaufen und Augenjucken quälen sie über mehrere Wochen. Einige dieser Pollen-Opfer entschliessen sich zu einer **Bioresonanz-Allergietherapie**. Schon nach wenigen Behandlungs-Sitzungen setzen sie sich unter die Birke des Nachbarn und geniessen ohne Beschwerden die warme Frühlingssonne.

Da gibt es Tierfreunde, die ihre Katze abgeben sollen, weil sie unter Asthma leiden und beim Schmusen mit ihrem Liebling heftige Atemnot bekommen. Nach wenigen **Bioresonanz-Therapien** können sie beschwerdefrei mit ihrer Katze spielen. Die Tiere gehören auch heute noch zur Familie.

Da gibt es Kinder mit Neurodermitis. Sie werden durch ein energetisches Diagnoseverfahren ausgetestet. Jetzt müssen sie eine Reihe unverträglicher Nahrungsmittel vorübergehend von ihrem Speiseplan streichen. Gleichzeitig wird eine Darmbehandlung durchgeführt. Nach mehrwöchiger **Bioresonanz-Therapie** ist bei den meisten Kindern die Haut auch ohne Cortison-Salben abgeheilt und sie können alle Nahrungsmittel wieder vertragen.

Zauberei, Einbildung? Nur einige Beispiele von vielen tausend Patienten, die in den letzten Jahren erfolgreich mit **Bioresonanz-Therapie** behandelt wurden. Wenn sie jetzt denken: *"Alles Quatsch!"*, dann stellen Sie dieses Büchlein einfach wieder ins Regal. Wenn wir Sie aber neugierig gemacht haben, dann lohnt es sich auch, die nächsten Seiten zu lesen.

Lassen Sie sich in eine andere Sicht unserer Welt entführen ...

"Allergie" - Was ist das?

Das Wort "Allergie" stammt aus dem Griechischen und bedeutet "anders" *(alos).* Der Wiener Kinderarzt Felix von Pirquet prägte den Begriff "Allergie" erstmals um die Jahrhundertwende und definierte ihn wie folgt:
"Eine Allergie ist eine Andersreaktion des Körpers auf eine Substanz, gegen welche es zu einer Sensibilisierung gekommen ist."

Was brauchen wir demnach, um von einer Allergie sprechen zu dürfen?
1. Eine *"Andersreaktion des Körpers"*, das heisst ein Krankheits-Symptom, zum Beispiel Juckreiz, Augenbrennen, Hautausschlag, usw.
2. Eine *"Substanz"*, auf welche man allergisch reagiert, zum Beispiel Pollen, Tierhaare, Nahrungsmittel, usw. Diese Substanz wird *"Allergen"* genannt.
3. Eine *"Sensibilisierung"* muss erfolgt sein. Das bedeutet eine oder mehrere Kontakte des Allergens mit dem Körper haben *Immunreaktionen* ausgelöst. In der Regel reagiert der einmal sensibilisierte Körper bei jedem erneuten Kontakt zum Allergen immer wieder mit dem gleichen Krankheits-Symptom, eventuell in unterschiedlich starker Ausprägung.

Leider sprechen viele Mediziner erst dann von einer Allergie, wenn durch spezifische Testverfahren (Haut- oder Bluttests) eine immunologische Reaktion nachgewiesen werden kann.
Ein positiver Hauttest auf "Hausstaubmilbe" allein ohne Beschwerden ist nach obiger Definition noch keine manifeste Allergie. Eine immer wiederkehrende Reaktion auf ein bestimmtes Nahrungsmittel ist nach obiger Definition auch dann eine Allergie, wenn Haut- und Bluttests nichts anzeigen.
Manche Allergologen unterscheiden hier *"Allergien"* von *"Pseudoallergien"* oder *"Unverträglichkeiten"*.
Dem leidenden Patienten ist es in der Regel egal, ob er an einer "Unverträglichkeit", einer "Pseudoallergie" oder an einer "echten Allergie" leidet. Er hat seine Beschwerden und möchte sie gerne loswerden.

Merke: Wenn Sie gegen Arbeit, Schule, ihren Chef oder ihren Ehepartner *allergisch* sind, handelt es sich nicht um eine Allergie nach obiger Definition.

Symptome allergischer Erkrankungen

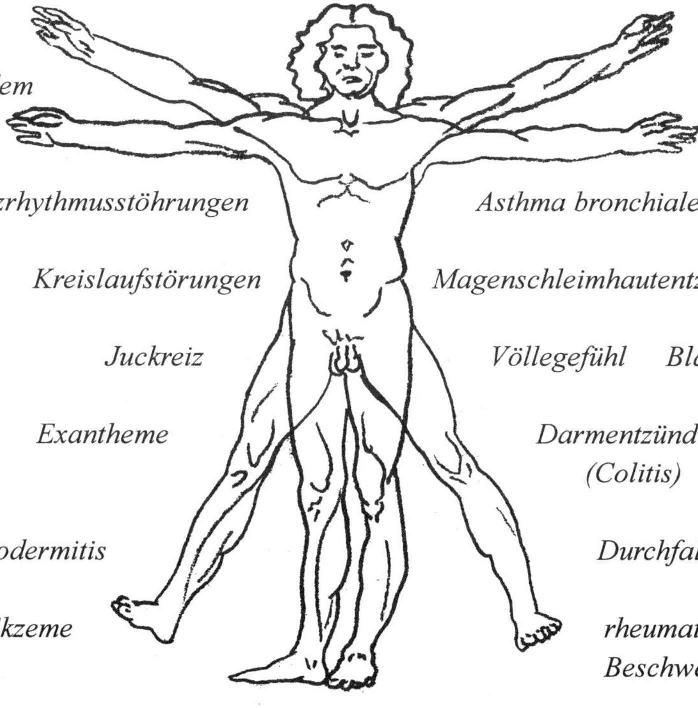

Allergie und Immunsystem

Unser Immunsystem hat sich im Laufe von Jahrmillionen zu einem unendlich komplizierten, jedoch äusserst effektiven Abwehrsystem entwickelt. Es hat die Aufgabe, unseren Körper vor Krankheitskeimen wie Viren, Bakterien, Pilzen und Parasiten zu schützen.
An vorderster Front kämpfen verschiedene Gruppen weisser Blutkörperchen mit abenteuerlichen Namen wie Lymphozyten, Killerzellen, Fresszellen usw. Sie stürzen sich entweder selbst ins Schlachtgetümmel und opfern sich für ihren Wirtsorganismus oder sie produzieren und entsenden gefährliche Waffen - **"Antikörper"**.
Um ihrer Aufgabe gerecht zu werden und überall fremde Eindringlinge bekämpfen zu können, "patroullieren" diese weissen Blutkörperchen in Blut- und Lymphbahnen.
Nur so können sie auch kurzfristig an einen "Kriegsschauplatz" zusammengetrommelt werden.
Einige Gewebe und Organe sind für die Produktion und Koordination dieser "Verteidigungsarmee" besonders wichtig: Knochenmark, Leber, Milz, Thymusdrüse und "lymphatische" Gewebe wie Rachenmandeln, Blinddarm und die Lymphknoten überall im Körper. Den Lymphknoten des Darms kommt noch eine ganz besondere Bedeutung zu. Sie stellen etwa 70% unseres gesamten Immunsystems dar. Wie wir noch sehen werden, ist eine gute Darmfunktion bei der Allergie-Therapie deshalb so wichtig.
Unser Immunsystem hat gelernt, "fremdes" Gewebe von "körpereigenem" Gewebe zu unterscheiden. Es schont das "Gute" und bekämpft das "Böse"!

Eine **Allergie** ist eine **Fehlsteuerung des Immunsystems**.
Dabei reagiert das Immunsystem auf Substanzen, welche normalerweise garnicht schädlich für unseren Körper sind wie *Pollen, Tierhaare, Nahrungsmittel, usw.*

Ziel einer effektiven Allergiebehandlung ist es, diese fehlgeleiteten Immunreaktionen wieder in die richtigen Bahnen zu lenken.

Bioresonanz - Was ist das?

In den siebziger Jahren hatte der deutsche Arzt *Dr. Morell* die Idee, **elektromagnetische Schwingungen** vom Körper der Patienten oder von Substanzen zu Therapie-Zwecken zu nutzen. Er setzte sich mit dem Ingenieur Raschke zusammen und entwickelte ein Gerät, das er **MORA-Gerät** (nach **MO**rell und **RA**schke) nannte.
Diese Idee wurde weiterentwickelt, mit den sich entwickelnden Computer-Techniken optimiert, und als **BICOM** (von **BI**o-**COM**munication) auf den Markt gebracht. Diese neue Therapie-Art wurde unter der Bezeichnung **BIO-RESONANZ-** oder auch **BIO-INFORMATIONS-Therapie** bekannt. Inzwischen sind eine grosse Zahl weiterer Therapiegeräte im Handel, die sich technisch voneinander unterscheiden, jedoch nach dem gleichen Grundprinzip arbeiten. Jedes Gerät ist aber nur so gut wie der Anwender und seine Ausbildung. Auch zum Klavierspielen reicht es nicht, nur das Instrument zu kaufen.Wir werden auf den folgenden Seiten die Therapieabläufe am Beispiel des **Bicom-Gerätes** darstellen.

Schon in den Anfangsjahren wurde das Gerät zur unterstützenden Behandlung von Allergien eingesetzt. Kreative Ideen und Erfahrungen vieler Therapeuten und die rasante technische Weiterentwicklung brachten die **Bioresonanz-Allergietherapie** auf den hohen Standard, auf dem sie sich heute befindet.

Aufgrund dieser Entwicklung und der Erfahrung an vielen Tausend Patienten ist es heute möglich, Allergien mit einer Erfolgsquote von über 80% zu behandeln.

Um das Prinzip der **Bioresonanz** zu verstehen, müssen wir etwas weiter ausholen.

Kommunikation zwischen Körperzellen

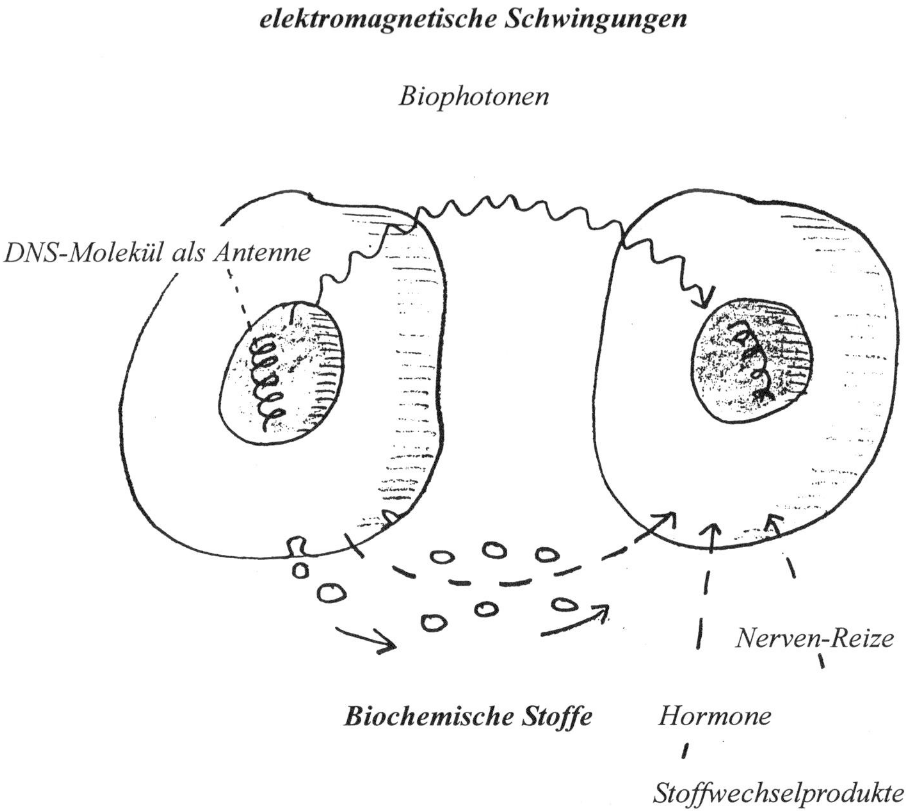

Biochemische Stoffe sind die *Briefträger* zwischen den Zellen, elektromagnetische Schwingungen das biologische *E-Mail.*

Ein neues Weltbild?

Spätestens seit Albert Einsteins "Relativitätstheorie" wissen wir, dass die klassischen Gesetze von Physik und Chemie zumindest in einigen Bereichen unserer Wirklichkeit nicht mehr angewendet werden können. Das betrifft vor allem die Welt der "kleinsten Teilchen" wie die Atome, deren Bestandteile und die Wechselwirkungen ihrer Kräfte untereinander. Damit musste unser naturwissenschaftliches Weltbild wieder einmal korrigiert und erweitert werden. Das kam in den letzten Jahrhunderten ja schon häufiger vor.
Wir mussten lernen, dass **Materie** nur eine Manifestationsart von **Energie** ist. Andere Manifestationsarten von Energie sind **elektromagnetische Strahlen** wie *Elektrizität* und *Licht*. Diese *nicht materiellen* Energien werden auch unter dem Begriff **Wechselwirkungsquanten** zusammengefasst. Hierzu gehören auch *elektrische, magnetische und elektromagnetische Felder, Schwerkraftfelder usw.*
Das Verhältnis von **Materie** zu den **Wechselwirkungsquanten** beträgt **1 : 1000000000** in Worten: **Eins zu einer Milliarde!**
Jetzt atmen Sie erst einmal tief durch und lassen sich diese Zahl durch den Kopf gehen. Alles, was Sie um sich herum fühlen und sehen, ist nur der **milliardeste** Teil unserer Wirklichkeit.
Alle Materieteilchen (Atome und Moleküle) existieren in Wechselwirkung zu anderen Materieteilchen über ein kompliziertes Netz solcher Felder und Strahlen. Gruppen von Materieteilchen entsenden ein bestimmtes und für sie einmaliges Spektrum elektromagnetischer Strahlen. Dieses für diese Materieteilchen **einmalige Frequenzspektrum** wirkt wie ein **physikalischer Code**. Die Gesetzmässigkeiten des gesamten Universums gelten natürlich auch für Lebewesen und für den menschlichen Körper.
Tatsächlich haben Naturwissenschaftler festgestellt, dass lebende Zellen elektromagnetische Strahlen entsenden und empfangen können. Diese sogenannten **Biophotonen** haben eine so geringe Strahlungs-Intensität, dass sie nur im Labor an Zellkulturen gemessen werden können. Messungen dieser Strahlungen am lebenden Menschen sind zur Zeit technisch noch nicht möglich. Die sehr geringe Abstrahlung würde im allgemeinen "Hintergrundrauschen" untergehen. Die Körperzellen sind jedoch in der Lage jede noch so kleine, aber für sie bestimmte Schwingungsinformation aufzufangen.

Es gibt viele Hinweise dafür, dass diese **ultrafeinen elektromagnetischen Strahlen** (auch als **Schwingungen** oder **Wellen** bezeichnet) nicht nur zufällig als "Abfallprodukte" der biochemischen Stoffwechselvorgänge entstehen, sondern eine wichtige Aufgabe erfüllen. Es wird angenommen, dass Zellverbände und Gewebe untereinander über elektromagnetische Schwingungen kommunizieren und dass grosse Moleküle in den Zellen (z.B. das **DNS**, unser "Erb-Molekül") aufgrund ihrer spiralförmigen räumlichen Struktur wie kleine Antennen funktionieren. Dieses "Walkie-Talkie" der Zellen untereinander geschieht mit ungeheuerer Geschwindigkeit, viel schneller als die Kommunikation über den Austausch von Molekülen als "Botenstoffe".

In jeder Körperzelle laufen pro Sekunde über 2000 chemische Reaktionen ab. Diese Reaktionen sind nicht chaotisch, sondern gesteuert und koordiniert. Eine Kontrolle über Moleküle ist in dieser ungeheueren Geschwindigkeit kaum möglich. Vorstellbar ist jedoch die Existenz eines übergeordneten **elektromagnetischen Kontroll- und Steuerungssystems.**

Resonanzphänomene in der Medizin

Alles schwingt! Das Universum schwingt, die Erde schwingt, der Mensch schwingt, Organe schwingen.Die Lunge schwingt anders als die Leber. Kranke Gewebe schwingen anders als gesunde Gewebe.
Körperzellen können elektromagnetische Schwingungen empfangen und senden. Woher weiss nun unsere arme kleine Zelle, welche der vielen milliarden Schwingungen in dem uns umgebenden unübersehbaren "Wellensalat" für sie bestimmt ist. Sie weiss es genauso wie Ihr Radio. Wenn Sie im Radio eine bestimmte, genau definierte Frequenz einstellen, dann kann es aus einer Unzahl umgebender Schwingungen genau den Sender heraussuchen, der Ihre gewünschte Musiksendung ausstrahlt. Es funktioniert genau dann, wenn die Schwingungen des Senders und des Empfängers in **Resonanz** gehen.
Resonanz entsteht auch, wenn ein Sänger die Frequenz seiner Stimme genau auf die Schwingungsfrequenz eines Weinglases bringt und dieses zerplatzen lässt.
Resonanz entsteht auch, wenn eine Zelle eine genau von ihr benötigte elektromagnetische Schwingung empfängt.

Wie können wir dieses Phänomen medizinisch nutzen?
Wir nehmen über spezielle elektrisch leitende Elektroden von einem erkrankten Körperbereich die dort abstrahlenden Schwingungen auf.
Wir leiten diese Schwingungs-Information über ein Elektrokabel. Das geht, weil es sich ja wie bei der Elektrizität um elektromagnetische Schwingungen handelt.
Wir leiten diese Schwingungen nun in ein Gerät, welches diese Informationen verändern kann. Je nach Behandlungsziel wird diese Schwingungs-Information jetzt abgeschwächt, verstärkt oder umgedreht ("invertiert"). Ein elektronisches Filtersystem kann auch die zur Zeit benötigten Schwingungen herausfiltern. Diese jetzt veränderte Schwingungs-Information wird über ein Elektrokabel auf eine andere am Körper liegende Elektrode übertragen. Der Körper erhält einen "Reiz", wenn er mit dieser "Heil-Schwingung" in Resonanz geht. Hierdurch können krankhafte "Störschwingungen" abgeschwächt oder aufgehoben werden und gesunde Schwingungen unterstützt und verstärkt werden.
Die Änderung der Schwingungs-Information im Körper beeinflusst jetzt die biochemischen Reaktionen auf der Stoffwechselebene.

Leber** schwingt anders als **Magen

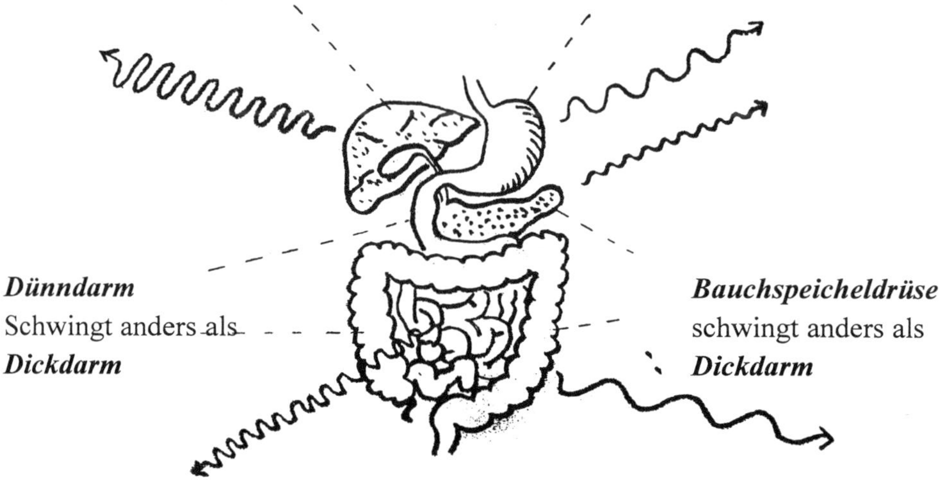

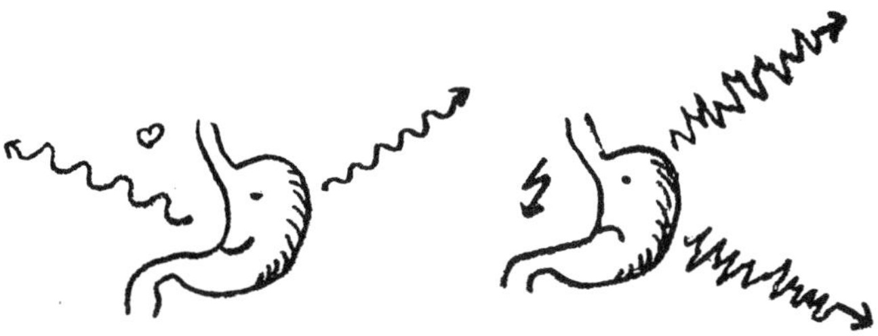

gesunder Magen schwingt anders als ***kranker Magen***

Ziel dieser Massnahmen ist es, dem Körper einen "Heil-Impuls" zu geben und ihn damit in der Gesundung und Normalisierung seiner Stoffwechselvorgänge zu unterstützen.
Das Ganze nennen wir jetzt **Bioresonanz-Therapie** und das hierfür benötigte Instrument ein **Bioresonanz-Therapiegerät**.

Auch bei Allergien spielen elektromagnetische Schwingungen und Resonanz-Phänomene eine grosse Rolle, was durch die grossen Erfolge der Bioresonanz-Therapie in der Allergiebehandlung belegt wird.

Wasser

H_2O

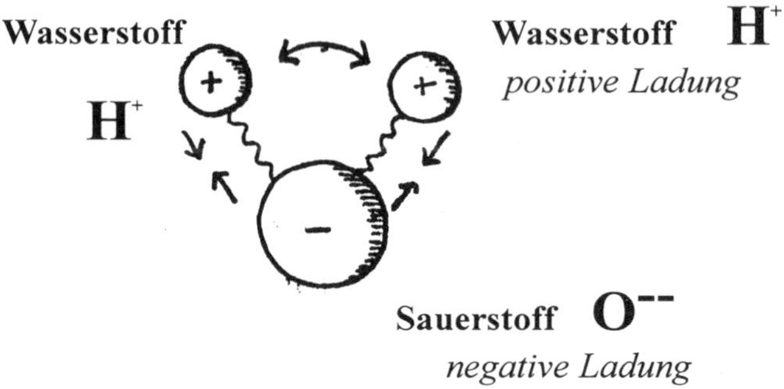

*Im **Wasserdampf** fliegen die Wassermoleküle einzeln umher...*

*In **Flüssigkeiten** bilden sich lockere "wolkenartige" Strukturen ("Cluster")*

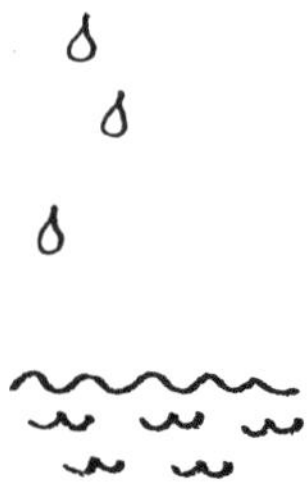

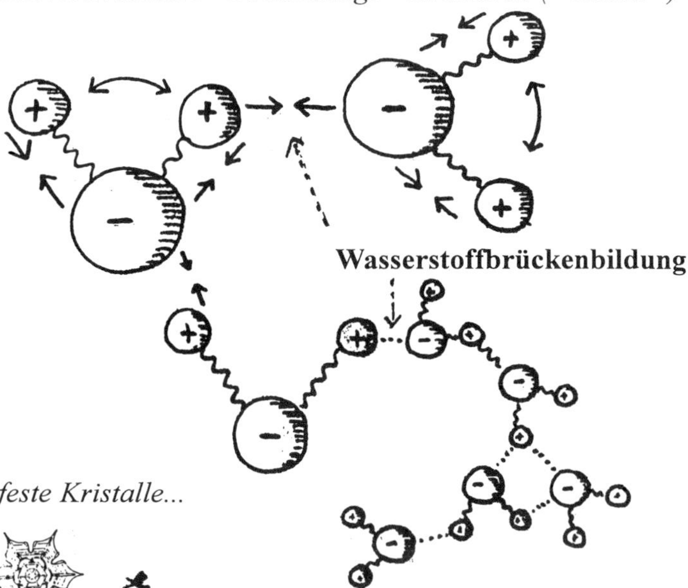

*Im **Eis** bilden sich feste Kristalle...*

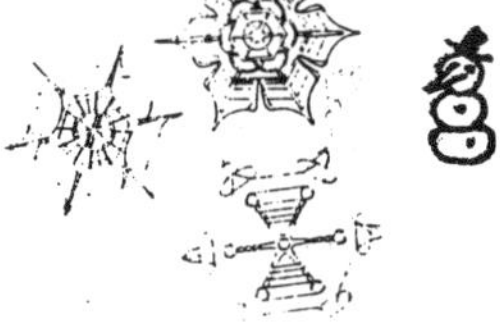

Wasser als Informationsträger

Die chemische Formel von Wasser ist **"H2O"**. Das Wassermolekül setzt sich somit zusammen aus einem Atom **Sauerstoff** (**"O"**) und zwei Atomen **Wasserstoff** (**"H"**). Der Sauerstoff-Pol des Moleküls besitzt eine **negative** elektrische Ladung, während die zwei Wasserstoff-Pole **positiv** elektrisch geladen sind. Hierdurch entsteht ein **Dipol**, eine Struktur mit Eigenschaften wie ein kleiner Magnet. Gegensätzliche Pole ziehen sich an, gleiche Pole stossen sich ab. Beim Zusammentreffen vieler Wassermoleküle kommt es zu einer unendlich grossen Zahl von Wechselwirkungen zwischen Anziehungs- und Abstossungskräften. Sind diese Wechselwirkungen **chaotisch** oder **strukturiert**?

Je nach der Umgebungstemperatur existiert Wasser in **fester** (*Schnee, Eis*), flüssiger (*Flüssigkeiten*) oder **gasförmiger** (*Wasserdampf, Wolken*) Form. Eisblumen am Fenster und Schneeflocken unter dem Mikroskop zeigen, dass Wasser in fester Form unendlich viele Möglichkeiten hat, **Kristalle** zu bilden. Keine Schneeflocke gleicht einer anderen. Wenn ein Chemiker zwei Schneeflocken untersucht, wird er zu dem Ergebnis kommen, dass die beiden Flocken völlig identisch sind, denn chemisch bestehen sie ja nur aus **H20**! Die Unterschiede aufgrund der verschiedenen Kristallstrukturen kann er nicht erkennen. Erhöhen wir die Temperatur, dann schmelzen unsere schönen Kristalle und verwandeln sich in eine - auf den ersten Blick - unstrukturierte **Flüssigkeit**. Es kommt zu komplexen Molekülbewegungen, wobei die Moleküle aufgrund der ununterbrochenen Anziehungs- und Abstossungskräfte aneinander vorbeigleiten und durchaus "lockere" oder auch "stabilere" Molekülverbände und "Molekülwolken" bilden können. In der Fachsprache reden wir von einer **Cluster-Struktur** des Wassers. Es wird angenommen, dass diese zeitweise sehr stabilen Cluster-Strukturen einen **Informations-Aspekt** beinhalten, ähnlich wie die Kristalle in den Schneeflocken. Auch die von diesen Cluster-Strukturen ausgehenden elektromagnetischen Schwingungen sind so spezifisch und individuell wie die Struktur selbst. Umgekehrt ist es denkbar, dass durch von aussen einwirkende elektromagnetische Wellen bestimmte Cluster-Strukturen auf- oder abgebaut werden und sich dadurch der Informationsgehalt des Wassers ändert. Kein Chemiker der Welt wird einen Unterschied zwischen zwei Wassertropfen finden können, auch wenn sie völlig verschiedene Informationen enthalten. Geben Sie einem Chemiker eine CD von Beethoven und eine CD der Beatles zur Analyse, so wird er herausfinden, dass beide völlig identisch sind. Den Informationsgehalt kann er nicht beurteilen. Ein "CD-Player" für Wassermoleküle ist noch nicht erfunden. Oder doch? Durch Spektralanalysen hat man zumindest "grob" Unterschiede in der Abstrahlung verschiedener Wasserproben feststellen können. Erhitzen wir das Wasser weiter, dann wird die Wärmebewegung der Moleküle die elektrischen Anziehungskräfte überwinden, die Cluster-Strukturen lösen sich auf, die einzelnen Wassermoleküle treten ihre Reise in die Atmosphäre an und verflüchtigen sich.

Wasser und Körper

Unser Körper besteht zu 70% aus Wasser. Welch unendlich grosse Kapazität an Möglichkeiten hat unser Körper in seinen Zellen elektromagnetische Informationen aufzunehmen, zu speichern und abzugeben. Wieviel Informationen erhält unser Körper täglich allein durch die Aufnahme von Wasser aus Getränken und Nahrungsmitteln - positiver oder negativer Art.

Heilwasser

Das Wasser verschiedener Quellen unterscheidet sich nicht nur chemisch durch seinen Mineralgehalt, sondern auch durch seine individuelle elektromagnetische Schwingungsstruktur. Wenn die Schwingung des Wassers mit der "Krankheitsschwingung" des Körpers in **Resonanz** geht, können "Heilimpulse" ausgelöst werden. Besonders effektive Quellen bezeichnen wir als **Heilquellen** oder sogar "heilige"Quellen. Möglicherweise beruhen manche "Wunderheilungen" zumindest teilweise auf solchen Resonanzphänomenen.

Homöopathie

Eine Ursubstanz pflanzlicher, tierischer oder mineralischer Herkunft wird in einer wässrigen Lösung nach genau festgelegten Prinzipien verdünnt und verschüttelt. Nach den Begründern der Homöopathie wird damit der "Geist" der Substanz freigesetzt und aktiviert. Dieser Vorgang wird als **Potenzierung** bezeichnet. Gebräuchlich sind Potenzierungen im Verhältnis 1:10 (Dezimal- oder **D**-Potenzen) oder 1:100 (Centesimal- oder **C**-Potenzen). Eine **D4** entspricht beispielsweise einer Verdünnung von 1:10 hoch 4, das heisst 1:10000; eine **C12** einer Verdünnung von 1:100 hoch 12, das heisst 1: 1000000000000000000000000 .
Viele Homöopathen arbeiten mit **Hochpotenzen**, zum Beispiel einer **C200** oder einer **D1000**. Diese Seite würde wohl kaum ausreichen, um die Anzahl der Nullen unter dem Bruchstrich auszuschreiben. Es ist deshalb nicht verwunderlich, dass viele Ärzte und Naturwissenschaftler die Homöopathen belächeln, denn wie kann ein Tropfen einer Substanz, verdünnt im Pazifischen Ozean, noch etwas bewirken?
Demgegenüber berichten tausende ernstzunehmender Patienten von Heiler-

folgen mit dem vermeintlichen "Nichts". Wenn Sie das Vorangegangene sorgfältig gelesen haben, wissen Sie jetzt, dass der "Geist" der homöopathischen Mittel nichts anderes ist als die im Wasser gespeicherte elektromagnetische Schwingungsinformation, welche durch den Potenzierungsvorgang aktiviert wurde. Die Kunst des Homöopathen ist es nun, für den Kranken das "richtige" Mittel in der "richtigen" Potenz zu finden. Nur dann kann die Schwingungsinformation des Heilmittels mit der Krankheitsschwingung des Patienten in **Resonanz** gehen und den "Heilimpuls" auslösen.

Bioresonanz

Schwingungsinformationen von Substanzen oder auch körpereigene Schwingungen können vom Bioresonanz-Therapiegerät entweder direkt auf den lebenden Organismus übertragen oder auf eine Flüssigkeit **aufgeschwungen** werden. Diese Informationsträger wirken wie homöopathische Medikamente und können die Therapiewirkung verlängern. Wundern Sie sich also nicht, wenn Sie von ihrem Bioresonanz-Therapeuten ein Fläschchen mit "Nichts" zum Einnehmen oder Einreiben mitbekommen.

Mittlerweile ist es auch möglich die Schwingungsinformationen über ein Magnetfeld auf einen Metall-Chip aufzutragen. Dieser wird dem Patienten für mehrere Tage auf die Haut aufgeklebt und gibt die Therapie-Impulse kontinuierlich ab. Gut für Menschen, die leicht ihre Tröpfchen vergessen...

Diagnose von Allergien

"Vor die Behandlung haben die Götter die Diagnose gestellt".
Die richtige **Diagnose** (griechisch: "erkennen, unterscheiden") eines Krankheitsbildes ist die Grundvoraussetzung für eine richtige und effektive Behandlung. Welche diagnostischen Möglichkeiten haben wir für Allergien?

Anamnese

Unter Anamnese (griechisch:"Erinnerung") verstehen wir die gründliche Befragung des Patienten über seine Beschwerden. Seit wann bestehen die Beschwerden? Wann treten sie auf? Ganzjährig oder zu bestimmten Jahreszeiten? An bestimmten Orten? Bei Kontakt zu bestimmten Stoffen oder Tieren? Nach bestimmten Speisen oder Getränken? Aus den Antworten erhält der erfahrene Therapeut bereits viele Hinweise auf die mutmasslichen Allergene.

Allergologische Hauttests

Am häufigsten verwendet werden

- **Scratch-Test**:
Einritzen der Haut nach Auftragen des Allergens.
- **Prick-Test**:
Einspritzen des Allergens in die Haut.
- **Epicutan-Test**:
Längeres Einwirken des Allergens auf der Hautoberfläche. Rötungen oder Quaddelbildung zeigen Sensibilisierungen an.

Allergologische Bluttests

- **RAST-Test**:
Laboruntersuchung auf im Blut befindliche Antikörper gegen die vermuteten Allergene.
- **Lymphozyten-Transformationstest (LTT)**:
Im Labor wird die Reaktion weisser Blutkörperchen auf Nahrungsmittelallergene untersucht.

Allergologische Provokationstests
Das vermutete Allergen wird dem Patienten zu Essen gegeben, beziehungsweise direkt ins Auge, in die Nase oder in die Bronchien gegeben. Tritt die erwartete allergische Reaktion ein, ist die Diagnose gesichert. Dieser Test kommt in der Praxis eher selten zur Anwendung, da er sehr aufwendig, langwierig und unter Umständen nicht ganz ungefährlich ist.

Positive Reaktionen bei allergologischen Haut-und Bluttests zeigen an, dass sich das Immunsystem bereits mit dieser Substanz auseinandergesetzt hat. Das kann zu einer **Sensibilisierung** geführt haben. Von einer **Allergie** sprechen wir erst dann, wenn bei Einwirken des Allergens auch entsprechende **Symptome** auftreten.
Negative Reaktionen schliessen eine Allergie nicht aus!
Leider stimmen die Ergebnisse von Anamnese, Haut- und Bluttests und Provokationstests nicht immer überein. Nicht selten gibt es Unterschiede zwischen den verschiedenen Testmethoden, aber auch der gleiche Test bei verschiedenen Allergologen kann unterschiedliche Ergebnisse zeigen.

Energetische Allergietestung

Bei energetischen Allergietestungen wird die Schwingungsinformation einer Substanz auf geeignete Art und Weise dem Schwingungsspektrum des Patienten "gegenübergestellt". Entscheidend ist die Aussage, inwieweit sich hier **Resonanz-Phänomene** durch Überlagerung dieser beiden Schwingungsqualitäten nachweisen lassen. Die zu diesem Zweck am häufigsten angewendeten Methoden sind der **kinesiologische Muskeltest**, der **Allergie-Resonanztest mit Tensor** und der **Elektroakupunkturtest nach Dr. Voll**. Durch geeignete Anwendung einer dieser Methoden kann entschieden werden, ob eine Substanz für den Patienten verträglich ist oder aber ein Allergen oder eine toxische Belastung darstellt. Die zu testenden Substanzen werden gewöhnlich in Glasröhrchen aufbewahrt. Dadurch wird der direkte Kontakt zu diesen Substanzen vermieden. Elektromagnetische Schwingungen (wie Licht!) können Glasscheiben ungehindert passieren. Neuerdings lassen sich die elektromagnetischen Schwingungsinformationen von Substanzen auch digital speichern und können über einen Computer in das Bicom-Gerät eingespielt und so am Patienten getestet werden.

Der kinesiologische Muskeltest

Eine faszinierende Feststellung ist die Beobachtung, dass die Kraft eines Muskels nach Einwirkung einer für den Organismus "negativen" Schwingungsinformation nachlässt. Der Muskelwiderstand wird reflektorisch herabgesetzt. In der Regel wird der Oberarm-Muskel benutzt. Der Arm wird vom Patienten ausgestreckt und der Tester drückt den Arm mit gleichmässigem Druck nach unten. Die zu testenden Substanzen oder deren Information werden direkt oder über geeignete Geräte zugeführt. Eine Muskelschwächung kann dann durch eine allergen oder toxisch wirkende Substanz verursacht werden.

Der Allergie-Resonanztest mit dem Tensor

Der Tensor ist ein physikalisches Instrument, welches vom Tester in der Hand gehalten wird. Er besteht aus einem Handgriff, einem Draht und dem "Sensor-Element", je nach Ausführung des Tensors in Form eines Rings, einer Kugel oder einer kleinen "Satelliten-Schüssel". Der Tensor wird zwischen der

Kinesiologischer Muskeltest

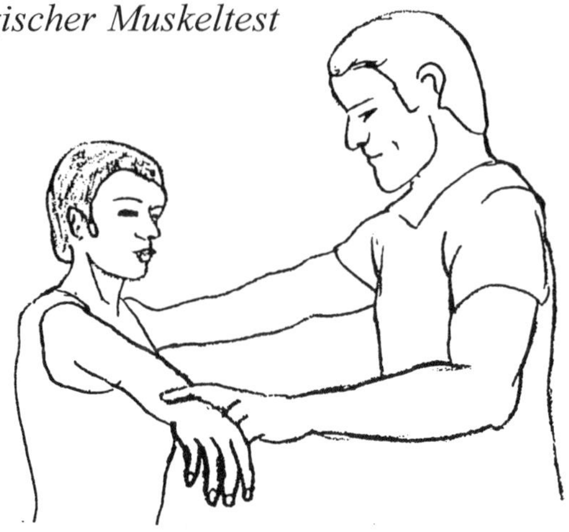

Resonanztest mit dem Tensor

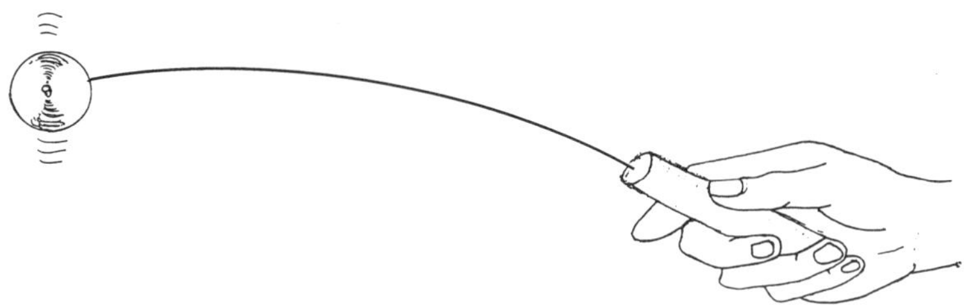

Elektroakupunktur-Messung

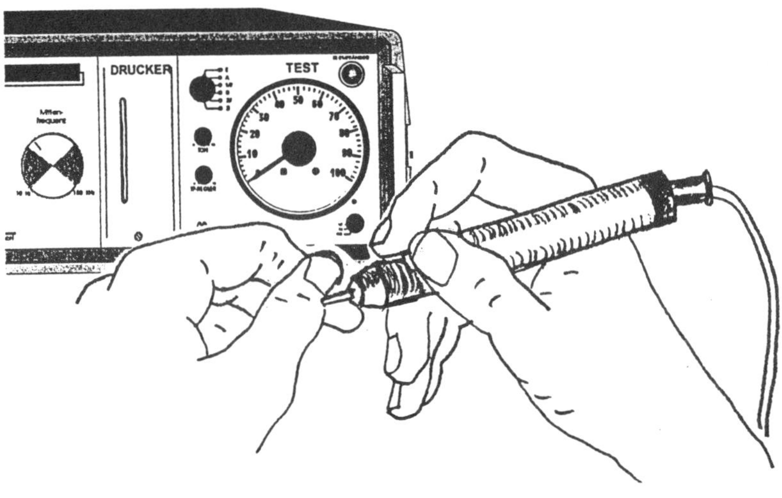

Schwingung der Substanz und des Patienten gehalten. Das jetzt entstandene Schwingungsfeld bringt den Tensor in eine "Hin und Her" oder eine "Auf und Ab"-Bewegung.
Aus der Art dieser "Resonanz-Bewegung" kann der geübte Tester ersehen, ob die Substanz für den Organismus verträglich oder aber allergen oder toxisch wirkt.

Die Elektroakupunktur nach Voll (EAV)
An bestimmten Akupunkturpunkten - vor allem an Händen und Füssen - wird durch ein entsprechendes Testgerät der Hautwiderstand gemessen. Abweichungen vom Normalwert zeigen eine energetische Störung in dem Gewebe- oder Organbereich an, welche über feine Nervenfasern reflektorisch mit diesem Punkt verbunden sind.
Wird jetzt die Schwingungsinformation einer Substanz in den "Messkreis" eingegeben, kann dies zu einer augenblicklichen Änderung des Akupunktur-Messwertes führen. Aus dieser Reaktion erkennt der Tester, ob diese Substanz für den Körper verträglich, allergen oder toxisch wirkt.

Alle diese Methoden können von jedem hierzu offenen Menschen erlernt werden. Wichtig ist der Besuch entsprechender Kurse oder Seminare. Man braucht hierfür keine besonderen mentalen Fähigkeiten, auch wenn es für manche Patienten beim ersten Mal nach "Zauberei und Magie" aussieht.

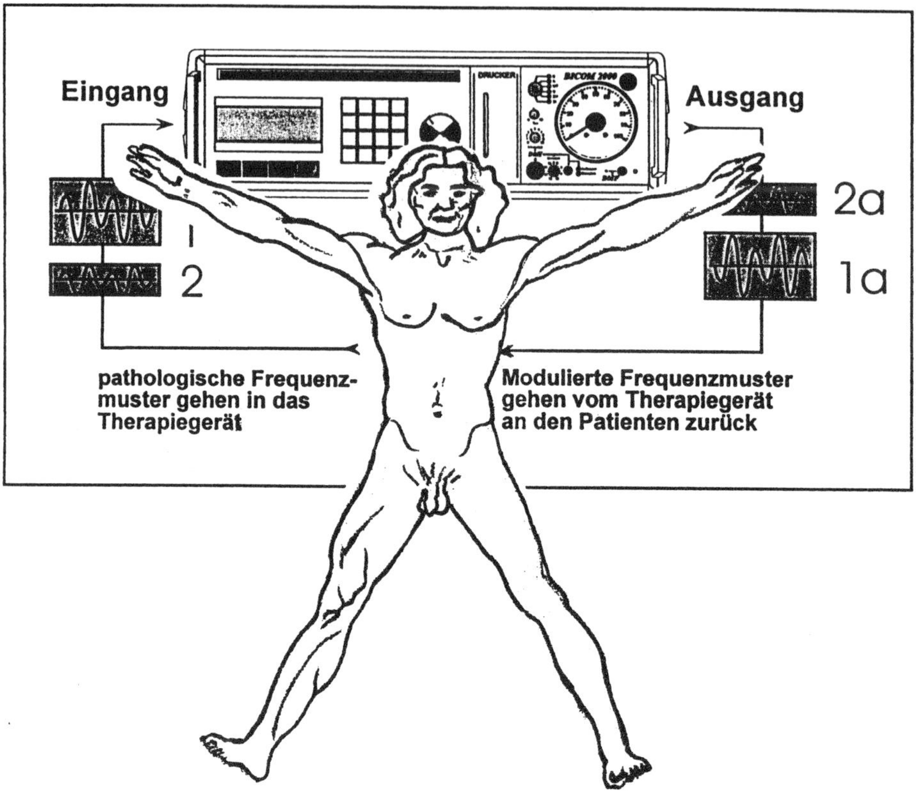
Eingang
Ausgang
DRUCKER
BICOM 2000
1
2
2a
1a
pathologische Frequenzmuster gehen in das Therapiegerät
Modulierte Frequenzmuster gehen vom Therapiegerät an den Patienten zurück

Bioresonanz-Therapie in der Praxis

Nachdem sich Ihr Therapeut durch ausführliche Befragung, Untersuchung und einen energetischen Test ein ganzheitliches Bild über Ihren Gesundheitszustand gemacht hat, wird er einen Therapieplan erstellen, der die bei Ihnen gefundenen Allergien und Belastungen berücksichtigt.

Jetzt erfolgt die erste Therapie-Sitzung.
Sie nehmen auf einem bequemen Stuhl neben dem Bioresonanz-Therapiegerät Platz. In manchen Praxen werden die Patienten auch auf im Liegen behandelt.
Jetzt werden **Elektroden mit Kabeln am Körper** angelegt.
Erinnern wir uns: Die Schwingungsinformationen unseres Körpers verhalten sich wie "normale" elektromagnetische Schwingungen und können deshalb über "normale" Elektrokabel weitergeleitet werden. Es sei an dieser Stelle noch einmal wiederholt: **In den Kabeln fliesst kein Strom**!
Auch wenn Sie eventuell ein Kribbeln verspüren, es handelt sich einzig und allein um Schwingungsinformationen ihres Körpers oder einer Substanz, welche im Gerät verstärkt, abgeschwächt, invertiert oder anderweitig verändert wurden.

An diese Kabel werden jetzt **Elektroden** befestigt, welche dann in Kontakt zu bestimmten Regionen Ihres Körpers gebracht werden. Diese Elektroden haben die Aufgabe, die Schwingungen des Körpers von bestimmten Geweben oder Organen "abzugreifen", um sie über die Kabel in das Gerät zu leiten, oder aber die veränderten Therapieschwingungen vom Gerät auf bestimmte Körper-Regionen "aufzuschwingen".
Da gibt es flache Metallelektroden für die Füsse, goldglänzende kugelförmige Elektroden für die Hände, schwarze, biegsame Elektroden für unregelmässig geformte Körperstellen, kleine Elektroden mit flachen, abgerundeten oder spitzen Enden, Elektroden mit oder ohne Magnetwirkung - ein ganzes Sammelsurium verschiedenster Instrumente.
Als äusserst wirksame und segensreiche Hilfsmittel wurden sie über Jahre von erfolgreichen Therapeuten entwickelt und getestet.

Nachdem Sie mit geeigneten Elektroden versehen und mit dem Bioresonanztherapiegerät verkabelt wurden, werden nun per Knopfdruck die Therapieprogramme eingestellt.
Wie kann das Gerät die feinen Schwingungen des Körpers messen und woher weiss es, wie die Schwingungen verändert werden müssen?
Das Gerät denkt nicht! Es "misst" nichts und es "weiss" nichts!
Die elektromagnetischen Schwingungen des Körpers oder von Substanzen werden "ohne Messung " in das Gerät aufgenommen und je nach eingestelltem **Programm** verändert. Vergleichen wir dieses Gerät mit einem **Spiegel**. Der Spiegel kann elektromagnetische Schwingungen (**Licht**) einfach zurückwerfen, ohne sie vorher "gemessen" zu haben. Je nach Form des Spiegels kann das "Bild" vergrössert oder verkleinert werden. Es kann auch auf den Kopf gestellt werden ("invertiert", z.B. durch einen Hohlspiegel). Und dann kann man durch Zwischenschalten eines **Filters** bestimmte Schwingungen herausnehmen und andere durchlassen. Ein *Rotfilter* lässt vom weissen Licht nur die langwelligen *roten* Frequenzen durch.
Das Gerät kann auch nicht wissen, ob im Einzelfall eine Verstärkung, eine Abschwächung, eine Umkehrung oder eine bestimmte Einzelfrequenz nötig ist. Diese Entscheidung trifft der Therapeut aufgrund seiner energetischen Testungen und seiner Erfahrung.
Im Falle von *Allergien* wird die Schwingungsinformation des Allergens meist umgekehrt ("invertiert") und in verschiedenen Stufen abgeschwächt und verstärkt.

Wie können Substanzen getestet und therapiert werden, die sich in Röhrchen befinden, das heisst ohne das die Substanz direkt berührt wird?
Wir testen und therapieren nicht mit der **materiellen** Komponente des Allergens, wie dies bei Hauttests oder bei der *Hyposensibilisierung* (*Einspritzen von Allergen-Extrakt unter die Haut*) geschieht.
Wir testen und therapieren mit der **immateriellen**, **elektromagnetischen** Schwingung des Allergens, und diese können (wie "Licht") Glaswände ungehindert passieren.

Vor der eigentlichen Allergietherapie werden in der Regel einige "**Vor-Programme**" eingestellt, die den Körper erst einmal **energetisch stabilisieren** oder ihn von **Therapie-Blockaden** befreien sollen.
Hier gibt es beispielsweise die *Grundtherapie, Stoffwechseltherapie, Meridiandurchflutung, Thymus-Therapie, Hormon-Ausgleich, Narben-Entstörung* und Vieles andere. Ihr Therapeut wird entscheiden, welche dieser Vorbehandlungen im Einzelfall sinnvoll oder notwendig sind.

Viele Wege führen nach Rom ...
Verschiedene Therapeuten werden die Bioresonanz-Methode aufgrund ihrer Ausbildung, ihrer Erfahrungen und ihrer Kenntnisse anderer alternativen Verfahren etwas unterschiedlich anwenden. Manche arbeiten nach umfangreichen Testungen mit ausgetesteten Programmen, andere delegieren bestimmte Therapieschritte an ausgebildetes Personal. Einige Therapeuten verzichten auch auf anfängliche Testungen und arbeiten mit bewährten Programmen zur Reduzierung der **"Allergie-Bereitschaft" ("Allergische Diathese")** des Patienten. Ein Beispiel hierfür ist die wiederholte Behandlungen von Allergen-Struktur-Informationen in Kombination mit Candida- und Virentherapie (Methode nach Dr.Rummel).
Und alle Therapeuten und (ihre Patienten) freuen sich über ihre Erfolge...

Allergie-Therapie

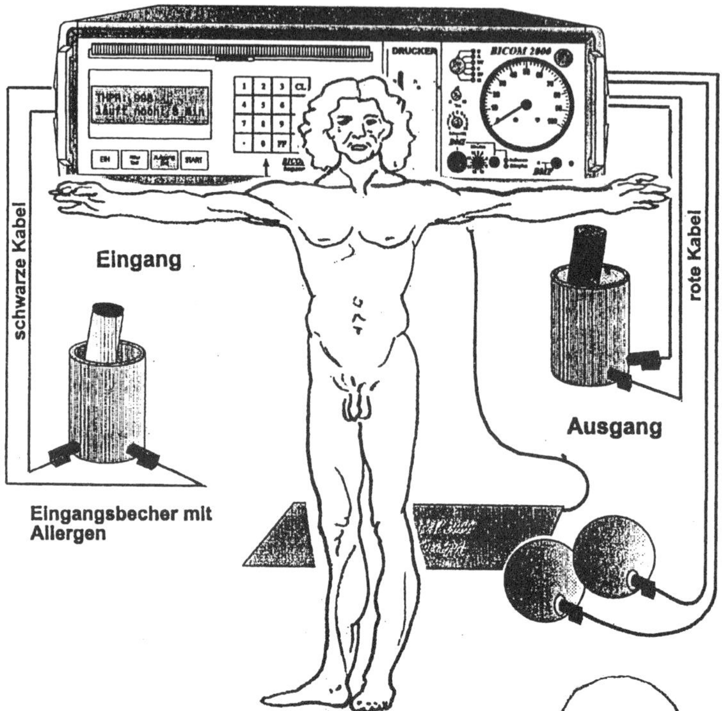

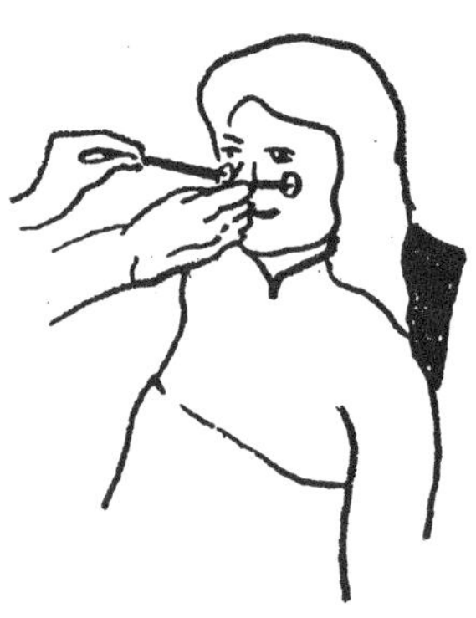

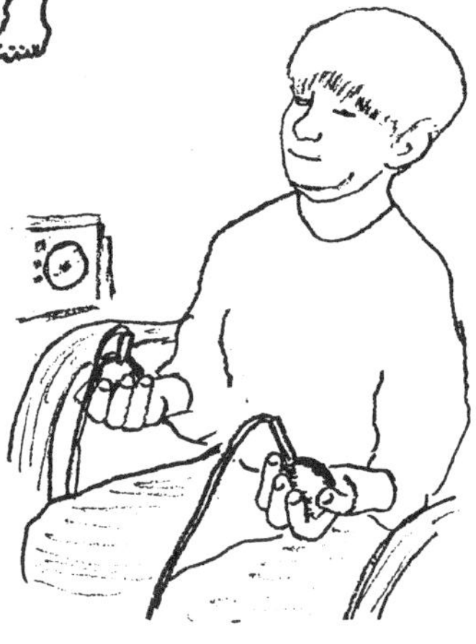

Allergietherapie über Akupunkturmeridiane

Allergietherapie über Invers-Schwingung

Bioresonanz-Allergietherapie

Im Laufe der letzten Jahre haben kreative Therapeuten verschiedene Möglichkeiten der Allergietherapie über das Bioresonanz-Therapiegerät entwickelt. Die beiden am häufigsten benutzten Methoden sollen hier kurz vorgestellt werden.

Allergietherapie über Invers-Schwingung
Das ausgetestete Allergen kommt in eine becherförmige Elektrode.
Die elektromagnetischen Schwingungen des Allergens werden über Kabel in das Gerät geleitet. Hier wird auf elektronischem Wege diese Schwingungs-Information **invertiert**, das heisst physikalisch durch eine sogenannte "**zeitgleiche Phasen - Umkehr**", also spiegelbildliche Schaltung, wird eine "**Gegenschwingung**" erzeugt. Diese Gegenwelle kann nach Bedarf verstärkt,abgeschwächt oder durch Herausfiltern bestimmter Frequenzbereiche verändert werden. Diese Gegenschwingung wird nun dem Patienten über Kabel und daran angeschlossene spezielle Elektroden zugeführt.Häufig benutzt werden **Kugel-Elektroden**, die der Patient in der Hand hält und eine grosse **Magnetmatte**,die über dem Rücken befestigt wird.

Stellen Sie sich vor, Ihr Körper wäre ein Computer und auf Ihrer Festplatte gäbe es ein Programm: "Bei Kontakt zu Katzenhaaren bitte Nasenlaufen einschalten!" Wenn es uns jetzt gelingt durch ein geeignetes "Gegenprogramm" (ein heilsamer "Computer-Virus") das ursprüngliche Programm aufzuheben, zu neutralisieren, zu löschen (oder wie man das auch nennen mag), dann wird sich bei erneutem Kontakt zu Katzenhaaren kein Nasenlaufen mehr einstellen!

Allergietherapie über Akupunkturmeridiane
Das ausgeteste Allergen braucht Körperkontakt und wird über speziellen Allergie-Kontaktzonen, zum Beispiel auf dem Unterbauch oder an den Schläfen befestigt. Jetzt wird die Schwingungsinformation vom "allergiekranken" Körper des Patienten über spezielle Elektroden aufgenommen (zum Beispiel über eine Elektrode im Nacken oder von bestimmten Akupunkturpunkten). Diese pathologischen Informationen werden über Kabel in das Gerät geleitet und über ein spezielles Programm verändert. Diese "Heilschwingungen" werden wiederum

über andere Kabel und entsprechende Elektroden dem Körper zugeführt (über Akupunkturpunkte oder die grosse Magnetmatte im Rücken).
Jetzt werden nacheinander die Anfangs- und Endpunkte bestimmter Akupunktur-Meridiane behandelt. Diese **Meridiandurchflutung** unter Allergen-Kontakt bringt den Körper in ein **energetisches Gleichgewicht** mit der Folge, dass sich der Körper an dieses Allergen **gewöhnt** und bei erneutem Kontakt nicht mehr mit Allergiesymptomen reagiert.

Diese beiden völlig unterschiedlichen Therapieansätze können problemlos miteinander kombiniert werden.

Der lästige Hausstaub

Der 20jährige Tim hat seit seinem achten Lebensjahr eine verstopfte Nase. Morgens im Bett muss er sich erst Mal "frei schneuzen".Beim Staubwischen bekommt er Niesanfälle, ebenfalls wenn im Auto die Lüftung eingeschaltet wird oder er im Büro mit alten Aktenordnern umgehen muss. Bei verschiedenen schulmedizinischen Untersuchungen wurde eine ***Hausstaubmilben-Allergie*** *diagnostiziert. Anstatt dem Rat zu folgen, sein gemütliches Schlafzimmer in einen sterilen Operations-Saal zu verwandeln und seinen Hund abzuschaffen, sucht er einen Bioresonanz-Therapeuten auf. Dieser stellt neben der bekannten Hausstaub-Allergie auch eine Kuhmilch-Unverträglichkeit und eine Hefepilz-belastung von Darm und Kieferhöhlen fest. Zur Behandlung bringt er frischen Hausstaub aus dem Staubsauger-Beutel, aus dem Auto und vom Arbeitsplatz mit. Nach sechs Bioresonanz-Behandlungen in wöchentlichen Abständen ist die Nase weitestgehend frei und es treten nirgendwo mehr Niesanfälle auf. Er lebt weiter glücklich mit Hund und Teppichboden im Schlafzimmer. Einziger Nachteil: Seine Freundin hat ihn wieder zum Staubwischen verurteilt!*

Die Hausstaubmilben-Allergie gehört zu den häufigsten in der Praxis vorkomm-menden inhalativen Allergien. Die Symptome reichen von leichtem Augen-jucken bis zum schweren Asthma bronchiale.

Nicht jeder positive Haut-Test zeigt eine manifeste Milben-Allergie an. Nicht selten sind andere Allergene wie Bettfedern, Schimmelpilze oder Nahrungs-mittel-Allergien an den Symptomen mitbeteiligt.

Die lieben Haustiere

Der siebenjährigen Anne stehen die Tränen in den Augen. Das kleine Kätzchen soll wieder abgegeben werden, da Anne jedesmal Augenbrennen und Nasenlaufen bekommt, wenn sie sich kurze Zeit in dem Raum aufhält, in dem das Kätzchen spielt. Wenn die Mutter mit der Reithose zur Türe herein kommt, bekommt Anne Asthma-Anfälle. In die Nähe des Reitstalls darf sie sich schon garnicht wagen. Nach je drei Bioresonanz-Therapien mit Katzen und Pferdehaaren kann Anne völlig beschwerdefrei mit ihrem Kätzchen spielen und geht jetzt mit ihrer Mutter reiten.

Tierhaar-Allergien lassen sich mit Bioresonanz-Therapie fast immer so erfolgreich behandeln, dass die vorhandenen Haustiere nicht abgegeben werden müssen. Wichtig ist, dass neben den Allergen-Extrakten auch immer die Haare von den eigenen Haustieren (oder denen von Omas oder Nachbarn) mitgebracht werden, da unterschiedliche Rassen ganz verschiedene Reaktionen hervorrufen können. Es gibt Menschen, die auf Dackel und Pudel allergisch reagieren, nicht aber auf Boxer und Schäferhund. So sammeln sich bei vielen Therapeuten Haare von *Katzen*, *Hunden*, *Hamster*, *Meerschweinchen*, *Ratten*, *Mäusen*, Federn von *Kanarienvogel*, *Wellensittich*, *Papagei... Fische (?)*, nein, die haben keine Haare. Aber auf *Fischfutter* wurden schon allergische Reaktionen beobachtet, genauso wie auf *Käfig-Streu* von Hamstern und Vögeln und auf Heu und Stroh aus dem Pferdestall.

An *Schafwoll-Allergien* denken wir bei Reaktionen auf Pullover, Schaf-Fell und Wolldecken.

Seltener kommen Landwirte in die Praxis und lassen sich ihre Allergien auf *Kühe*, *Ziegen* oder *Hühner* behandeln, um ihren Beruf weiter ausüben zu können.

Maria arbeitet im Tierlabor einer grossen Pharma-Firma und leidet an ihrem Arbeitsplatz unter Niesanfällen und allergischem Husten, wenn sie mit den weissen Ratten und Mäusen in Berührung kommt. Von der Berufsgenossenschaft wurde bereits eine Umschulung angeraten. Sie entschliesst sich zu einem Behandlungsversuch mit Bioresonanz und kann schon nach wenigen Therapien beschwerdefrei im Labor arbeiten. Es war nicht einfach, der Berufsgenossenschaft klarzumachen, dass eine Umschulung nicht mehr nötig war.

Wenn die Pollen fliegen

Wenn die ersten Strahlen der April-Sonne die Natur und die Herzen der Menschen erblühen lassen, können sich bei Alf keine Frühlingsgefühle entwikkeln. Er versteckt sich im abgedunkelten Zimmer und kann sich nur vollgestopft mit Allergie-Medikamenten nach draussen wagen. Ansonsten wird er in den nächten Wochen von Augenjucken, Nasenlaufen und asthmatischen Beschwerden gequält. Auf Empfehlung eines Freundes schleppt er sich zum Bioresonanz-Therapeuten.
Die aktuelle Birken-Allergie wird mit Allergen-Extrakt und frisch gepflückten Birken-Pollen sofort therapiert. Schon nach zwei Behandlungen sind die akuten Beschwerden fast vollständig verschwunden. In den darauffolgenden Wochen erfolgen weitere Behandlungen gegen die ausgetesteten chronischen Nahrungsmittel-Allergien und gegen die Allergien auf Gräser- und Getreidepollen. Fühling und Sommer sind für Alf wieder lebenswert geworden!

Die Pollen-Allergien gehören zu den typischen jahreszeitlich abhängigen Allergien. Reaktionen auf Frühblüher zeigen sich je nach Witterung schon ab Ende Januar (Hasel, Erle, Weide) oder ab April (Birke), danach blühen Gräser, Kräuter und Getreide (Roggen, Weizen, Gerste). Im Spätsommer machen uns Beifuss und Ragweed zu schaffen.
Die höchste Pollenkonzentration in der Luft herrscht bei schönem, trockenen Wetter. Wenn die Beschwerden auch bei schlechtem, feuchten Wetter nicht besser werden, ist an eine zusätzliche Schimmelpilz-Allergie zu denken.
Die Aggressivität der Pollen kann durch Umweltbelastungen verstärkt werden. Schwermetalle, Pestizide, Auto- und Industrieabgase verändern die Pollenstruktur. Es kommt vor, dass auch bei erfolgreich behandelten Patienten in manchen Jahren wieder Symptome auftreten, wenn sich die Umweltbelastung stark geändert hat.
Dieses Phänomen wurde insbesondere bei den Birken-Pollen beobachtet. Die Birke ist ein Baum, der die Luft "reinigt", leider werden viele Umweltgifte in den Blättern und in den Pollen gespeichert. Das macht die Birkenpollen besonders aggressiv. Es kommt auch vor, dass sich mit Änderungen der Umweltbelastung die Pollenstruktur manchmal von einem Jahr zum anderen

Allergie-Auslöser

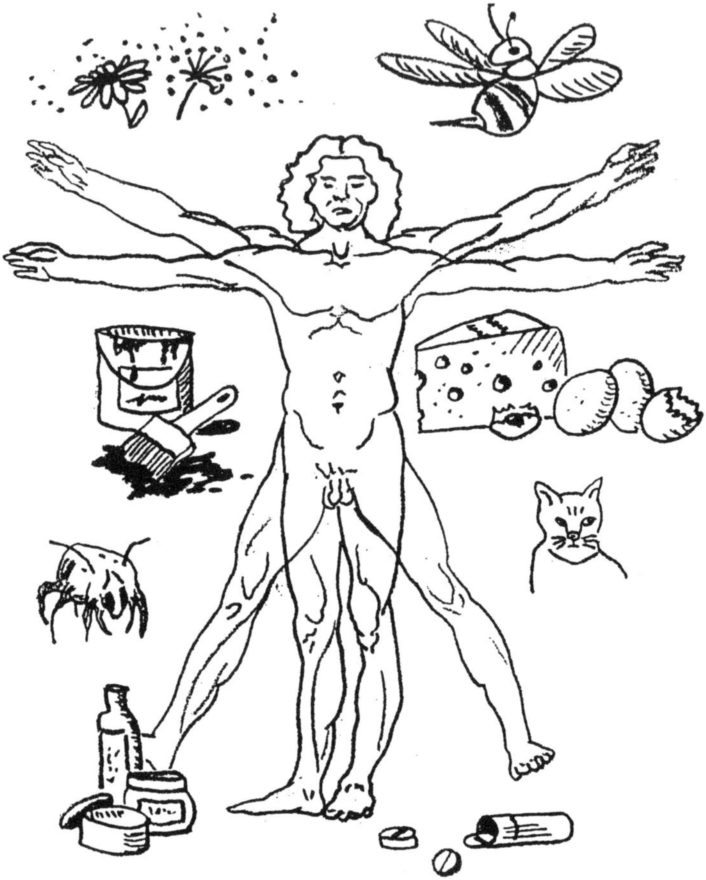

ändert, so dass manche schon behandelte Patienten erneut reagieren. In diesem Falle muss mit frisch gepflückten Pollen nachbehandelt werden. Manchem Zeitgenossen läuft die Nase beim Duft von frisch geschnittenem Rasen oder bei Blütenpfanzen. Es handelt sich hier nicht um einen Pollen-, sondern um einen "Duftstoff-Allergiker". Die Behandlung mit Bioresonanz ist auch hier problemlos und erfolgreich.

Unverträgliche Nahrungsmittel

Monika isst keine Erdbeeren mehr. Jedesmal bekommt sie einen juckenden Hautausschlag am Oberkörper, wenn sie in eine dieser saftigen roten Früchte beisst. Robert hat Durchfall nach allen Milchprodukten und Michael bekommt Asthma-Anfälle, wenn im Kuchen eine Haselnuss steckt.

Akute allergische Reaktionen auf Nahrungsmittel können direkt nach der Nahrungsaufnahme, oder aber auch erst einige Stunden später auftreten. Die Symptome können vielfältig sein: Juckreiz, Hautausschlag, Bauchschmerzen, Durchfall, Brechreiz, Augenjucken, Niesen, bis hin zu Asthma-Anfällen und zum allergischen Schock.
Seltenere Symptome sind Gelenkbeschwerden oder psychische Reaktionen.
Häufige Allergieauslöser sind Milchprodukte, Hühnerei, Fisch, Obstsorten wie Apfel, Erdbeeren und Zitrusfrüchte, Gemüse wie Tomaten, Zwiebeln, Paprika und Sellerie.
Manche Patienten reagieren auf Verunreinigungen der Nahrung wie Spritzmittel, Pestizide oder Schimmelpilze.
Immer häufiger werden Reaktionen auf **Nahrungsmittel-Zusatzstoffe** wie Farbstoffe und Konservierungsstoffe beobachtet. Glutamat, Benzoesäure und viele andere Stoffe mit "E-Nummern" gehören in diese Kategorie.

Nach einigen Bioresonanz-Therapie-Sitzungen kann Monika wieder Erdbeer-Eis essen, Robert Käse und Quark aufs Frühstücksbrot schmieren und Michael Nuss-Schokolade zu sich nehmen - ohne die geringsten Allergie-Symptome!

Chronische Allergien

Tom leidet an ***Neurodermitis****. Schulmedizinische Allergietests waren ohne Befund. Eine unmittelbar sichtbare Reaktion auf Nahrungsmittel hat Tom nicht beobachtet. Bei der energetischen Testung wird eine "chronische Allergie" auf* ***Kuhmilch und Weizen*** *festgestellt. Etwas ungläubig - er hatte doch nie Reaktionen auf diese Produkte - hält er vorschriftsmässig die strenge Diät ein.Tatsächlich bessert sich der Zustand der Haut nach einigen Tagen. Auf seinem Geburtstag lässt er sich jedoch zu einem kleinen Stück Kuchen überreden. Prompt setzt am nächsten Tag ein heftiger Neurodermitis-Schub ein, die Haut "blüht" wie in alten Zeiten. Spätestens jetzt ist Tom von der Richtigkeit der Allergie-Diagnose überzeugt. Nach erneuter strenger Diät setzt die Besserung schnell wieder ein.*

Kuhmilch und **Weizen** sind die beiden Nahrungsmittel, mit denen die Menschen in unserem Kulturkreis seit frühester Kindheit fast täglich Kontakt haben. Es ist nicht verwunderlich, dass erblich vorbelastete Allergiker sich dann gegen eines (oder beide) dieser Nahrungsmittel **sensibilisieren**. Es kommt jedoch nicht zur Ausbildung einer akuten Allergieform, sondern aufgrund des täglichen Kontaktes zur Entstehung einer **chronischen Allergie** (auch "**larvierte**" oder "**versteckte**" **Allergie**).
Die Diagnose ist umso schwieriger, da weder Sofort-Symptome beobachtet werden, noch Antikörper im Blut (meistens) nachgewiesen werden können.
Wir sprechen auch von der "**Maskierung**" einer Allergie.
Die Krankheitsbilder, die durch diese chronischen Allergien hervorgerufen werden, sind deshalb auch **chronische Entzündungen** der Haut (*Ekzeme, Neurodermitis*), der Schleimhäute der Atemwege (*Chronische Sinusitis, Asthma bronchiale*), der Verdauungsorgane (*Colitis*) oder andere unspezifische Symptome von Muskeln und Gelenken ("*Weichteilrheuma*"), der Harnblase (*Reizblase*) oder Veränderung der Psyche (*Hyperaktivität*).
Werden nun Kuhmilch und Weizen für mehr als drei Tage ganz streng aus der Ernährung weggelassen (**Karenz**), so kommt es zu einem eigenartigen Phänomen: die bisher "larvierte" oder "versteckte" Allergie wird "**demaskiert**". Jetzt reagiert der Körper auf dieses Nahrungsmittel wie bei einer **akuten**

Allergie, das heisst mit einer meist relativ heftigen Sofortreaktion. Das bedeutet, der Patient reagiert in dieser Therapiephase für einige Zeit noch empfindlicher auf diese Nahrungsmittel als vorher. Es ist wichtig, dass der Patient über diese Zusammenhänge Bescheid weiss.
Neben Kuhmilch und Weizen können auch andere Substanzen wie chronische Allergene wirken, zum Beispiel, wenn sie andauernd im Körper vorhanden sind. Chronische Allergien finden sich auch auf **Quecksilber** bei Trägern von Amalgamfüllungen oder auf **Candida-Pilze** bei chronischer Darm-Mykose.
Nach erfolgreicher Bioresonanz-Therapie der chronischen Allergien ist die Haut von Tom weitgehend abgeheilt und er kann Milchprodukte und Weizenmehl wieder reaktionslos vertragen. Die nächste Feier ist gerettet!

Wenn die Haut juckt

Der dreijährige Kevin kratzt sich jede Nacht blutig. Seit dem 6. Lebensmonat nach dem Abstillen entstanden nässende Ekzeme zunächst in Ellbeugen und Kniekehlen, später auch im Gesicht und am Oberkörper. Der Kinderarzt stellte die Diagnose ***Neurodermitis****. Er verschrieb Cortisonsalben und Bäder, Allergietests könne man in diesem Alter noch nicht durchführen.*
Der Bioresonanz-Therapeut fand beim energetischen Test eine chronische Kuhmilch-Allergie, einen Darmpilz, akute Allergien auf Tomaten und Nüsse und eine Unverträglichkeitsreaktion auf die Fluor-Tabletten.
Die als Allergene getesteten Nahrungsmittel wurden radikal vom Speiseplan gestrichen, die Fluortabletten abgesetzt. Die Darmpilze wurden mit zuckerfreier Diät und Medikamenten ausgemerzt. Allein durch diese Massnahmen besserte sich das Hautbild deutlich. Mit Bioresonanz wurde die Kuhmilch-Allergie behandelt. Die Allergien auf Tomaten und Nüsse verschwanden von alleine.
Nach einigen Therapien kam es zu einer kurzfristigen Verschlechterung des Hautbildes im Sinne einer "Erstverschlimmerung". Nach dreimonatiger Behandlungszeit war die Haut weitgehend erscheinungsfrei und alle Nahrungsmittel wurden wieder vertragen.

Die häufigsten chronischen Nahrungsmittelallergien bei der Neurodermitis sind *Kuhmilch* und *Weizen*. Aufgrund der fast täglichen Aufnahme dieser Nahrungsmittel ist der Zusammenhang zwischen der Nahrungsaufnahme und den Symptomen nicht mehr ersichtlich.
Ein Darmpilz (*meist Candida*) spielt bei fast allen Neurodermitikern eine ursächliche Rolle. Akute Nahrungsmittelallergien führen bei der Nahrungsaufnahme zu einem sofortigen Krankheitsschub; in diese Kategorie fallen Reaktionen auf *Tomaten*, *Möhren*, *Zitrusfrüchte* oder *Lebensmittelzusatzstoffe*.
Auch Kontaktallergien auf Seifen, Salben, Leitungswasser (!) und Stäube kommen vor. Als weitere Belastungsfaktoren, die bei einigen Kindern eine Rolle spielen, müssen *Viruserkrankungen*, *Impfreaktionen*, *Fluor*, *Medikamente* oder *Amalgam* (*übertragen von der Mutter während der Schwangerschaft*) genannt werden.

Oft spielen auch psychische Faktoren als Auslöser oder Verschlimmerungsfaktor eine Rolle.
Die *Neurodermitis* bei Erwachsenen ist meist schwieriger zu behandeln. Je länger ein solches Krankheitsbild besteht, desto mehr zusätzliche Allergien und Belastungen kommen im Laufe der Jahre hinzu. Die Therapie ist entsprechend aufwendiger und langwieriger. Trotzdem sind auch hier in vielen Fällen gute Erfolge zu verzeichnen.

Wenn die Luft wegbleibt

Leo hat immer sein "Pümpchen" dabei. Seit Jahren hat er überempfindliche Bronchien. In den frühen Morgenstunden wacht er oft durch ein "Pfeifen" beim Atmen auf, dann bekommt er Hustenanfälle. Jede Erkältung führt sofort zu einer "spastischen Bronchitis". Asthma-Anfälle bekommt er, wenn die Birkenpollen fliegen oder wenn im Zirkus ein Pferd auftritt. Auch bei Aufregung und Stress "zieht sich der Hals zu".

Beim "**hyperreagiblen Bronchialsystem**" kommt es durch Reize wie Rauch, kalte Luft und allergisch wirkende Substanzen zu einer "Über-Reaktion" der Schleimhäute. Die Bronchien "ziehen sich zusammen" und es wird verstärkt Schleim produziert. Dadurch ist der Luftdurchstrom behindert, insbesondere beim Ausatmen. Man hört ein "Pfeifen" und "Röcheln". Beim **Asthma bronchiale** kommt eine chronische Entzündung der Schleimhäute hinzu. Starke Asthma-Anfälle können für die Betroffenen lebensbedrohlich sein.
Ursache der chronischen Entzündung kann eine chronische Nahrungsmittelallergie, eine Pilzbelastung oder verschiedene inhalative Allergien sein.
Eine über Jahre bestehende chronische Bronchitis kann zu einer "Überblähung" der mikroskopisch kleinen Lungenbläschen - einem **Lungen-Emphysem** - führen.

Leo liess sich mit der Bioresonanz-Therapie behandeln. Er hatte eine chronische "Weizen-Allergie" und eine Schimmelpilzbelastung der Bronchien und Nasennebenhöhlen. Die Allergien gegen Hausstaub, Schimmelpilze, Birkenpollen und Pferdehaare wurden therapiert. Die Dauermedikamente konnten mit der Zeit völlig weggelassen werden und er kann auch wieder den Zirkus besuchen.
Lediglich bei starken Erkältungen oder übermässigem Stress braucht er noch gelegentlich sein Pümpchen.

Allergie und Zähne

"Zum Zeitpunkt, an dem Ihre Bescherden zum ersten Mal auftraten, war da etwas Besonderes? Hatten Sie vielleicht eine Operation, einen Unfall, Schwangerschaft oder Geburt, eine Impfung, eine Zahnbehandlung oder aussergewöhnlichen psychischen Stress?" fragt der Therapeut. Sabine denkt nach: "Eigentlich war nichts Besonderes. Ich hatte viel Stress im Büro. Aber Moment mal ... war das nicht zu der Zeit, als ich die neuen Goldkronen bekam ... Stimmt, einige Tage später fing es an mit dem Zungenbrennen, den Hautausschlägen und den dauernden Kopfschmerzen!"
*Nach der energetischen Testung findet der Therapeut eine **Amalgam-Belastung** und eine **Unverträglichkeits-Reaktion** auf die Gold-Legierungen.*

Die Diskussion um **Amalgam-Belastungen** nimmt kein Ende. Für die meisten naturheilkundlich arbeitenden Therapeuten ist die Frage entschieden. Quecksilber, der Hauptbestandteil des Amalgams, ist ein toxisches Schwermetall und gehört nicht in den Körper! Zahllose Berichte von Erkrankungen, die nach Entfernen der Amalgamfüllungen und anschliessender Entgiftung gebessert oder geheilt wurden, sprechen für sich. Ein Stoff, der für Kinder und Schwangere verboten wurde, wird wohl kaum für den Rest der Bevölkerung gesund sein.
Aber das Amalgam ist nicht der einzige "Bösewicht" im Mund. Jedes körperfremde Metall und jeder Kunststoff kann im Einzelfall unverträglich sein und allergische Reaktionen hervorrufen, und nicht nur in der Mundhöhle! Hinzu kommt, dass beim Vorhandensein mehrerer verschiedener Metalle im Mund messbare elektrische Spannungen und "Mundströme" entstehen. Auch diese können gesundheitliche Probleme hervorrufen. Nicht das reine Gold, sondern die anderen Metalle in den Goldlegierungen sind meist für die allergischen Reaktionen verantwortlich. Auch Metalle und Kunststoffe von Stiften, Prothesen und Zahnklammern können potente Allergene darstellen.
Die verschiedenen Zähne haben energetische Beziehungen zu bestimmten Akupunkturmeridianen, Körperbereichen und Organen. Ganzheitlich arbeitende Zahnärzte wissen, dass "tote Zähne", Zysten, chronische Zahnentzündungen Organerkrankungen hervorrufen können. Umgekehrt können sich Organerkrankungen manchmal als "Zahnschmerzen" äussern.

Durch die Bioresonanz-Therapie können zahnärztliche Eingriffe vorbereitet und nachbehandelt werden, die Schwermetall-Entgiftung kann beschleunigt und allergisches Zahnmaterial kann für den Körper verträglich gemacht werden.

Sabine liess sich die restlichen Amalgam-Füllungen herausnehmen und führte eine Giftausleitung mit Mineralien, Vitaminen, Homöopathika und Bioresonanz durch. Die vorhandenen Goldlegierungen wurden durch eine Bioresonanz-Allergietherapie "verträglich" gemacht. Nach wenigen Wochen waren Zungenbrennen, Hautausschlag und Kopfschmerzen verschwunden.

Beruf wechseln?

Es gibt immer noch Menschen, die sich zu einer Tätigkeit oder Lebensaufgabe "**berufen**" fühlen. Umso schmerzlicher trifft manche die Tatsache, dass sie der erwählte Beruf "krank macht". In vielen Berufen lässt sich der Kontakt zu bestimmten Substanzen nicht vermeiden. Was tun, wenn eine dieser Substanzen beim Betroffenen schwere Allergien auslöst? Ist ein Arbeitsplatzwechsel innerhalb des Betriebes nicht möglich, bleibt oft nur die Umschulung in einen anderen Beruf. Ein erheblicher Aufwand für die Betroffenen und letztendlich auch für die Gesellschaft.
Viele Patienten konnten durch eine erfolgreiche Bioresonanz-Therapie vor einer sonst notwendigen Umschulung bewahrt werden.

Beispiele aus der Praxis von A bis Z.

Der **Anstreicherlehrling** hustete bei der Arbeit mit bestimmten Lacken.
Der **Bauer** reagierte auf Rinderhaare.
Der **Chemielaborant** vertrug keinen Medikamentenstaub.
Der **Dachdecker** hatte Allergien auf Zement und Putz.
Die **Ernährungsberaterin** vertrug kein Milcheiweiss.
Die **Friseuse** hatte Ekzeme von Haarfärbemitteln.
Die **Geschäftsfrau** bekam Niesanfälle vom Parfüm der Kunden.
Der **Hausmeister** litt unter einer Schimmelpilz-Allergie.
Der **Ingenieur** hatte Neurodermitis-Schübe durch Baustellenstaub.
Der **Jäger** vertrug keine Haare von Wildtieren.
Der **Koch** hatte eine Gewürz-Allergie.
Der **Landwirt** hustete bei Kontakt zu Hühnerfedern im Stall.
Der **Metzger** hatte Probleme bei der Arbeit mit Pökelsalz.
Der **Naturwissenschaftler** vertrug im Labor keine Desinfektionsmittel.
Der **Oberkellner** bekam Augentränen bei intensivem Zigarettenrauch.
Der **Postbote** klagte über eine Allergie auf Druckerschwärze.
Der **Rosenverkäufer** hatte eine Allergie auf Blütenpflanzen.
Der **Schreiner** bekam Asthma-Anfälle auf Holzstaub in der Werkstatt.
Der **Tischler** hustete bei der Arbeit mit Holzschutzmitteln.

Der **Uhrmacher** hatte eine Allergie auf Schmieröle.

Die **Verkäuferin** bekam Schwindelanfälle beim Auspacken chemisch-behandelter Kleidungsstücke.

Die **Wollhändlerin** reagierte auf Wolle (*na klar!*)

X,Y ?

Der **Zahnarzt** vertrug keine Latex-Handschuhe.

Alle konnten nach erfolgreicher Bioresonanz-Therapie ihren Beruf weiter ausüben!

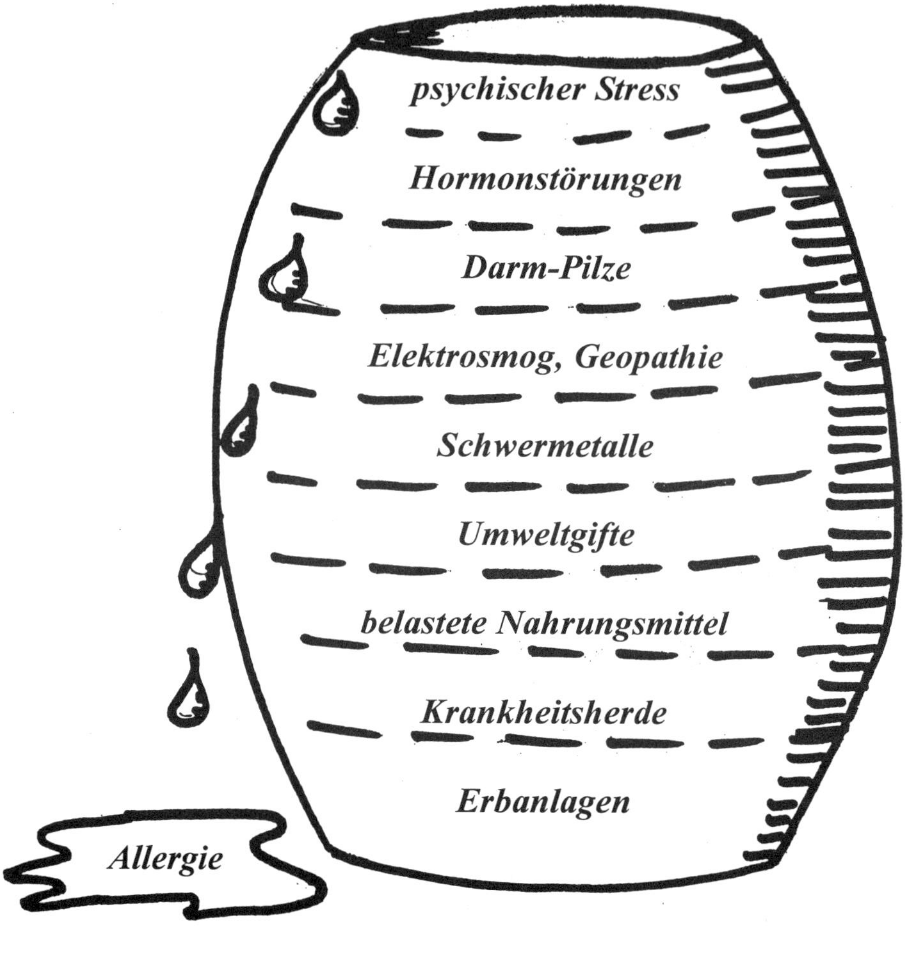

Lange Zeit kann der Körper Belastungen und Stress kompensieren, bis eines Tages das *Fass überläuft*... und der Mensch krank wird.

Multiallergiker

Monika ist heute 45 Jahre alt. Seit dem 6.Lebensmonat leidet sie an ***Neurodermitis****. Im 4. Lebensjahr kam eine* ***spastische Bronchitis*** *hinzu, welche sich zwei Jahre später zu einem* ***Asthma bronchiale*** *entwickelte. In der Pubertät kam* ***Heuschnupfen*** *hinzu, kurz darauf* ***Tierhaarallergien*** *auf Katzen, Hunde und Pferde. Mit zunehmendem Alter kamen immer mehr* ***Nahrungsmittelallergien*** *hinzu, sie reagiert immer häufiger auf* ***Duft-*** *und* ***Konservierungsstoffe****. Unzählige Arztbesuche, viele Allergietestungen, Hyposensibilisierungen über mehrere Jahre und einige Kuraufenthalte hat sie bereits hinter sich. Die Lebensqualität ist stark eingeschränkt, sie kann nur wenige Nahrungsmittel vertragen und kann nur an wenige gesellschaftlichen Anlässen teilnehmen. Dreimal täglich nimmt sie eine Hand voll Medikamente, deren Nebenwirkungen schon viele Spuren hinterlassen haben.*

Es versteht sich von selbst, dass solche jahrelang bestehenden chronischen Krankheitsbilder nicht mehr vollständig geheilt werden können. Irreversible Organschäden, zum Beispiel ein Lungen-Emphysem, kann auch durch die beste Schwingungs-Information nicht mehr rückgängig gemacht werden. Dennoch ist eine Bioresonanz-Therapie erfolgversprechend. Die Behandlung ist aufgrund der Vielzahl der Belastungen sehr langwierig (mehrere Monate bis Jahre) und verlangt viel Geduld, Motivation, Mitarbeit und nicht zuletzt einen finanziellen Aufwand vom Patienten. Der erfahrene Therapeut wird in der Anfangsphase überwiegend **energetisch stabilisierende** Therapieprogramme verwenden und unterstützend Homöopathika, Vitamine und Mineralstoffe verordnen. Dann werden systematisch **Therapieblockaden** behandelt und die **Toxinausleitung** aktiviert. Eine **Darmsanierung** ist meist unerlässlich. Nach entsprechender Diät werden zunächst die **chronischen Allergien**, später die noch verbliebenen **akuten Allergien** behandelt. Oft ist eine zusätzliche **Zahnsanierung** erforderlich. Erreicht werden kann meist eine **Besserung der Lebensqualität** und eine **Reduzierung der Medikamenten-Einnahme**.

Monika wurde über 12 Monate mit Bioresonanz-Therapie behandelt. Ihre Haut wurde besser, Asthma-Anfälle treten kaum noch auf, sie kann fast alles wieder essen, kann auch ihre Freunde, die Haustiere halten ,wieder besuchen. Monika fühlt sich energetischer, lebenslustiger und kommt mit weniger Medikamenten aus. Ihr Leben ist trotz ihrer Krankheit wieder lebenswerter geworden.

Allergie-Verursacher und Therapie-Blockaden

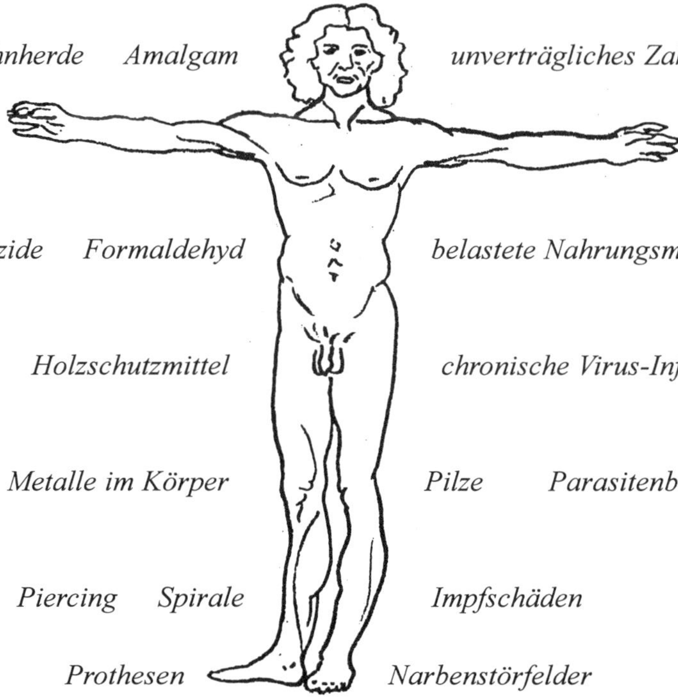

Störende Schwingungen

Wenn man einmal den Gedanken akzeptiert hat, dass alles in uns und um uns "schwingt", so kann man sich leicht vorstellen, dass es Schwingungs-Informationen gibt , die eine Bioresonanz-Therapie begünstigen oder aber erschweren oder blockieren können. Viele Therapeuten benutzen zur Unterstützung die Schwingungen von homöopathischen Mitteln, Edelsteinen, Farben etc.
Andererseits ist es auch die Aufgabe des Therapeuten **energetische Therapie-Blockaden** aufzuspüren und möglichst zu beseitigen. Hierzu gehören *Strahlenbelastungen, Narbenstörfelder, Zahnherde, Belastungen mit Umweltgiften, chronische Virus- oder Pilzinfektionen, "psychische Blockaden" und vieles andere.*
Auch hier erfolgt die Diagnose in der Regel durch eine der beschriebenen energetischen Testmethoden. Je nach Art der Therapieblockade erfolgt die "Blockade-Lösung" durch entsprechende Bioresonanz-Therapieprogramme oder aber durch Medikamente, Ernährungsumstellung, eventuell auch durch zahnärztliche oder andere medizinische Massnahmen.

Die **Ursache der Allergien** oder anderer chronischen Erkrankungen sehen viele ganzheitlich arbeitende Therapeuten in der Anhäufung und der jahrelangen Einwirkungen solcher negativen Einflüsse auf den Organismus. Die Körperzellen stehen dann unter "Dauerstress", der meist über Jahre durch körpereigne Abwehrmechanismen noch kompensiert werden kann. Irgendwann ist dann das Immunsystem so geschwächt, dass es zu Störungen und Fehlreaktionen kommt. Jetzt werden nicht mehr die Bakterien und Viren angegriffen, sondern Nahrungsmittel, Pollen oder die körpereigenen Zellen.

Die **Mitarbeit des Patienten** ist deshalb bei der Anwendung der Bioresonanz-Therapie besonders wichtig. *Viel Trinken, eine vollwertige Ernährung, Weglassdiäten, ausreichender Schlaf, regelmässige Medikamenteneinnahme und die Durchführung erforderlicher ärztlicher oder zahnärztlicher Behandlungen* sind mindestens genauso wichtig wie die Therapie-Programme am Bioresonanz-Therapiegerät.
Selbst der beste Therapeut wird nur geringe Erfolge vorweisen, wenn der Patient sich weiter überwiegend von Fast-Food, Süssigkeiten und Alkohol ernährt, wei-

ter raucht und an seinen bisherigen Lebensumständen nichts ändern will. Damit liegt die **Verantwortung für den Erfolg der Behandlung** in hohem Masse beim Patienten selbst.

"Nicht der Arzt heilt,sondern die Natur" stellte schon Hippokrates vor zweitausend Jahren fest.

Sie als Patient müssen den wichtigsten Beitrag zu ihrer Heilung leisten!

Allergie und Pilze

Nach einer Antibiotika-Behandlung leidet Klaus (und seine Umgebung) an fürchterlichen Blähungen. Der Stuhlgang ist unregelmässig, immer wieder kneift der Bauch. Klaus hat einen Heisshunger auf Süssigkeiten, ist immer müde, Konzentration und Stimmung lassen nach. Seine Akne wird stärker und um den Mund bildet sich ein Ekzem.

Unser Darm ist natürlicherweise besiedelt mit Milliarden kleiner Mitbewohner, die Bakterien unserer **Darmflora**. Lactobazillen, Bifidobakterien, Coli-Keime und viele andere tummeln sich in harmonischem Miteinander auf unseren Darmschleimhäuten. Sie profitieren von unseren Nahrungsrückständen, sorgen aber im Gegenzug für eine gute Verdauung, helfen bei der Nährstoff- und Vitaminversorgung und stimulieren unser Immunsystem. 70% unseres Immunsystems befindet sich in den am Darm angelagerten Lymphknoten!

Auch **Hefe-Pilze**, insbesondere **Candida albicans** und andere Candida-Arten können in geringen Mengen in der Darmflora vorkommen. Die "normalen" Darmbakterien halten sie jedoch in Schach.

Werden die "guten" Darmbakterien jedoch abgetötet oder stark geschwächt, können sich die Hefepilze ungehindert ausbreiten und die Darmbakterien werden noch weiter verdrängt. Jetzt sprechen wir von einer **Darm-Mykose**, einem Hefepilzbefall des Darms. Dieser kann auftreteten durch ungesunde Ernährung (zuviel Zucker), durch Schwermetallbelastung (z.B. Quecksilber) und Medikamente wie Antibiotika, Cortison und Hormone. Die Candida-Pilze bilden verschiedene **Toxine** (Giftstoffe) und **Fuselalkohole**. Im Darm kann dies zur *Gasbildung* mit Blähungen, Krämpfen und unregelmässigem Stuhlgang führen. Die Darmlymphknoten werden vergiftet, was zu einer weiteren Schwächung des Immunsystems führt mit *Infektanfälligkeit* und *Abwehrschwäche*. Die Giftstoffe gelangen durch die Darmwände ins Blut und von hier zuerst in die Leber, unser wichtigstes Entgiftungsorgan, wo ein Teil der Gifte abgebaut wird. Hierdurch wird die Leber oft erheblich belastet. Der Rest der Giftstoffe gelangt in andere Organe und kann beispielsweise Symptome wie *Müdigkeit, Kopfschmerzen, Konzentrationsstörungen oder depressive Verstimmungen* verursachen. Das Auftreten oder die Verstärkung von *Allergien* wird

begünstigt, insbesondere die Neigung zu *Nahrungsmittel-Allergien*, aber auch zu *Haut-Ekzemen, Neurodermitis, Nasennebenhöhlenentzündungen und Asthma bronchiale*.
Nach wissenschaftlichen Untersuchungen finden sich bei 50% der Bevölkerung Pilze im Darm, bei Allergikern sind es 80% und bei Neurodermitikern über 90%. Einige Ärzte folgern daraus, dass Darmpilze "normale" Darmbewohner seien. Naturheilkundliche Therapeuten beobachten immer wieder, dass nach einer Darmpilz-Behandlung viele bis dahin ungeklärte und hartnäckige Symptome verschwinden.

Unser Klaus macht eine mehrwöchige Diät ohne Zucker und Weissmehlprodukte, schluckt pilzhemmende Medikamente und macht Bioresonanz-Therapie. Kurzzeitig verschlimmern sich die Blähungen (verstärkte Gase durch Abtöten der Pilze), danach beruhigt sich der Darm, die Haut wird wieder glatt. Klaus hat wieder seine alte ***Energie, Vitalität*** *und* ***Lebensfreude*** *zurück.*

Strahlenbelastung

Ursula wird seit Wochen wegen ihrer Allergien mit Bioresonanz behandelt. Nach kurzfritiger Besserung treten immer wieder Rückfälle auf. Sie schläft unruhig, fühlt sich morgens wie gerädert und klagt nach dem Aufstehen über Rücken- und Gelenkschmerzen. Nach Rücksprache mit ihrem Therapeuten und erneuter Testung wird festgestellt, dass durch einen zwischenzeitlichen Umzug bei ihr eine Strahlenbelastung durch ***Elektrosmog*** *und* ***Geopathie*** *aufgetreten war.*

In unserer heutigen Umwelt sind wir von fast überall elektrischen und elektromagnetischen Feldern umgeben wie Fernsehen, Rundfunk, Radar, Computer, Handys und Vieles mehr. Einige dieser Felder können unser körpereignes elektromagnetisches Feld beeinflussen und bewirken in den Körperzellen **Stress-Reaktionen**. Glücklicherweise kann unser Organismus bis zu einer gewissen Grenze solche Einflüsse kompensieren, vor allem tagsüber in der "Aktivphase". In der Nacht sollen sich unsere Körperzellen regenerieren, aber wie sollen sie das, wenn sie auch hier störenden elektromagnetischen Feldern ausgesetzt werden. Aus diesem Grunde ist eine **Elektrosmog-Belastung** am Schlafplatz besonders problematisch.

Strahlenbelastungen gibt es jedoch nicht erst seit dem Computer-Zeitalter!

Seit Jahrtausenden haben Menschen aller Kulturkreise mit Ruten oder ähnlichen Instrumenten unseren Erdboden nach Zonen "positiver" oder "negativer" Strahlungsqualitäten abgesucht. Auf positiven,aufbauenden **Kraftorten** finden wir heute Tempelanlagen und alte Kirchen ("**Geomantie**").

Negative gesundheitsschädliche **Störzonen** wurden gemieden ("**Geopathie**"). Häuser mit Schlafplätzen wurden nur auf **strahlungsneutralem** Boden gebaut. Dieses uralte Wissen ist den meisten heutigen Architekten und Städteplanern unbekannt, so dass sich nicht wenige unserer Zeitgenossen mit ihren Betten auf solchen Störzonen wiederfinden.

Geobiologen unterscheiden Störstrahlen von *Wasseradern*, *Verwerfungen*, "*Gitterkreuzen*", usw.

Viele Beobachtungen sprechen dafür, dass jahrelange Belastungen durch **Elektrosmog** und/oder **Geopathie** chronische Erkrankungen wie *Allergien*, *Rheuma*, *Nervenkrankheiten* und *Krebs* begünstigen können.

Strahlen-Belastung

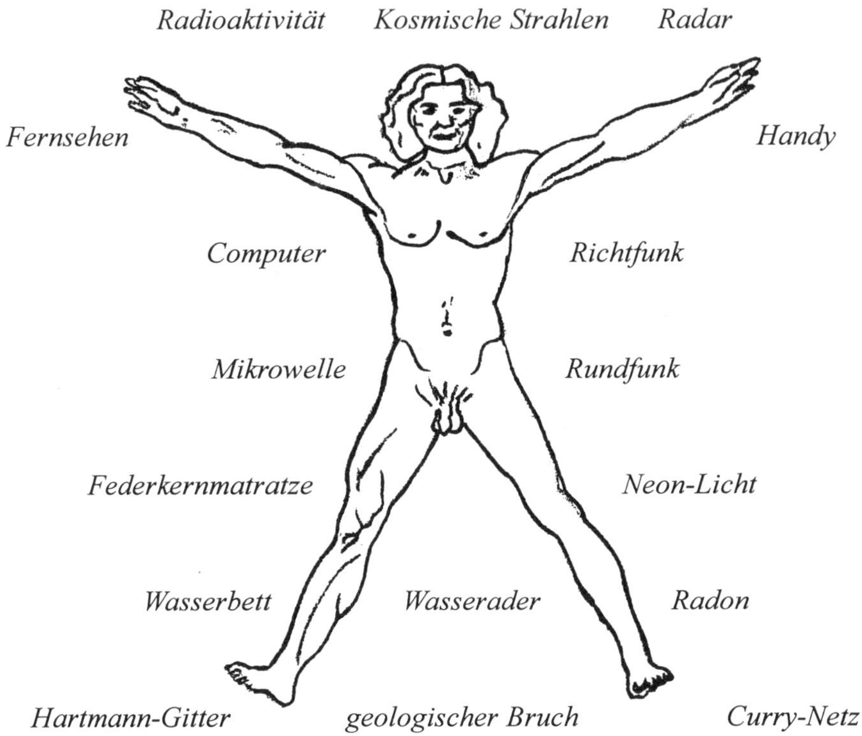

Auf Anraten eines Geobiologen hat unsere Ursula ihren Radiowecker und den Fernseher aus dem Schlafzimmer verbannt, einen Netzfreischalter einbauen lassen, das Bett in eine andere Zimmerecke geschoben und den Einfluss des auf dem Nachbardach stehenden Funkturms durch ein "Entstörgerät" neutralisiert. Sie hat jetzt einen ruhigen, erholsamen Schlaf, die Rücken- und Gelenkschmerzen haben nachgelasssen und die Allergien bleiben nach erfolgreicher Bioresonanz-Therapie jetzt weg.

Wirkungen und Nebenwirkungen

"Ich war über Kabel am Gerät angeschlossen und hielt Metallkugeln in der Hand. Nach einigen Minuten spürte ich ein leichtes Kribbeln in den Händen, als wenn Strom fliessen würde. Obwohl mir mein Therapeut versicherte, dass keinerlei elektrischer Strom in den Kabeln sei. Nach der Behandlung fühlte ich mich sehr müde. Merkwürdig, man sitzt da und tut nichts. Man hat den Eindruck, dass auch nicht viel passiert und hinterher ist man müde, als hätte man den ganzen Tag schwer gearbeitet."

Mehr als die Hälfte aller behandelten Patienten berichten über **Müdigkeit** nach der Behandlung, für uns ein Zeichen, dass der Körper während der Therapie ganz schön "arbeiten" muss. Kinder sind auf der Heimfahrt schon eingeschlafen. Aus diesem Grunde ist es hilfreich, nach den Therapiesitzungen - wenn möglich - eine Ruhephase einzuplanen.

Manche Patienten fühlen sich nach der Behandlung eher **aufgedreht** und **nervös**. Seltener wird über leichten Schwindel, **Kopfdruck** und **Kreislaufreaktionen** geklagt.

Bei einigen Patienten lassen akute allergische Symptome wie *Juckreiz*, *Nasenlaufen* oder *Augenjucken* schon während der Behandlung nach, bei anderen kommt es zu einer vorübergehenden **Verschlimmerung der Symptome**.

Solche **Erstverschlimmerungen** sind auch bei anderen Naturheilverfahren wie *Homöopathie* und *Akupunktur* bekannt und werden im allgemeinen positiv als "Ansprechen" auf die Therapie gedeutet. Sehr heftige Erstverschlimmerungen weisen auf einen für diesen Patienten zu starken Therapiereiz hin, die weitere Behandlung muss dann entsprechend angepasst werden. Am häufigsten werden solche Erstverschlimmerungen bei Patienten mit Hauterkrankungen beobachtet. Neurodermitiker müssen auf solche möglichen Reaktionen hingewiesen werden, da eine Verschlechterung der Hautsymptome oft als besonders unangenehm empfunden wird.

Bedrohliche allergische Reaktionen wie *Asthma-Anfälle* oder *Schock-Reaktionen* wurden während oder nach einer Bioresonanz-Therapie nicht beobachtet.

Es kommt vor, dass im Rahmen einer Therapie "alte Symptome" von früheren und vermeintlich "ausgeheilten" Krankheiten wieder auftreten. Es handelt sich um eine vorübergehende **Re-Aktivierung alter Krankheitsherde**, die der Körper kompensiert, aber nie richtig ausgeheilt hat. Möglicherweise hatten diese Herde chronische Krankheitssymptome als "Dauer-Störfaktor" unterhalten und können jetzt endlich ausgeschaltet werden.

Therapie-Reaktionen und **Erstverschlimmerungen** sind in der Regel für einige Stunden bis zu mehreren Tagen zu beobachten, sehr selten länger. Sie können abgeschwächt werden, wenn der Patient **sehr viel Wasser trinkt**.

Bei heftigen Reaktionen sind auch **stabilisierende** Therapieprogramme hilfreich. Es gibt auch Patienten, die **garnichts spüren**, und trotzdem hilft die Behandlung!

Nebenwirkungen im schulmedizinischen Sinn wurden bisher nicht beobachtet.

Muss man daran glauben?

"Muss ich jetzt fest daran glauben, damit es wirkt?" Beate hält ihre Goldkugeln in der Hand und schaut skeptisch und hoffnungsvoll zugleich in die Augen ihres Therapeuten, während sie an ihr Hündchen denkt, das für ihr Asthma verantwortlich gemacht wird. Dr. Bic lächelt : "Es ist immer gut, an den Erfolg einer medizinischen Behandlung zu glauben, egal was man macht.
***Der Glaube versetzt Berge** (Zitat Jesus). Aber notwendig ist das nicht."*
*Dr. Bic ist selbst noch nicht ganz von seinen Worten überzeugt, weil er das Gerät erst seit kurzer Zeit in seiner Praxis stehen hat. Nach den ersten drei Patienten, die begeistert von den Therapie-Erfolgen berichteten, hielt er alles noch für einen gelungenen **Placebo-Effekt**. Nach einigen Wochen wird er nachdenklicher, immerhin haben acht von zehn Patienten von einer deutlichen Besserung bzw. vom völligen Verschwinden ihrer allergischen Symptome berichtet.*
Und die Babies, deren Neurodermitis verschwand, haben sie daran geglaubt?
Dr. Bic hat auch seine kranke Hauskatze erfolgreich behandelt, glaubte sie auch daran...?

Der **Placebo-Effekt** (lateinisch:"Ich gefalle") ist in der Medizin seit langem bekannt. Zahlreiche Patienten reagieren auf "Zuckerpillen" ohne Wirkstoff genauso gut wie auf "echte" Medikamente. Sogar Nebenwirkungen werden genauso beschrieben.
In wissenschaftlichen Studien werden je nach Methode und Medikament Placebo-Effekte in 30 bis 40% der Fälle beobachtet, die Nebenwirkungsrate liegt bei ca. 5%. Mit einer Erfolgsquote von 80% wäre das Bioresonanz-Therapiegerät eine Super-Wunder-Placebo-Maschine.
Der **Placebo-Effekt** wird in der Schulmedizin immer dann gerne als Erklärung oder Entschuldigung herangezogen, wenn man sich ein medizinisches Phänomen nach dem derzeit gültigen wissenschaftlichen Weltbild nicht erklären kann.
Eine gross angelegte wissenschaftliche Studie über die Homöopathie im Jahre 1998 konnte beweisen, dass die Effekte der Behandlungen statistisch signifikant die erwarteten Placebo-Effekte übertrafen.
Einige wissenschaftliche Studien über die erfolgreiche Anwendung der Bioresonanz-Therapie liegen vor. Haben die behandelten Weizenkeime, Kaul-

quappen, gezüchteten Tumorzellen alle an die Behandlung geglaubt...? Auch Praxisstudien mit Befragung von hunderten von Patienten belegen den guten Erfolg. Es wurden auch kritische, skeptische und ungläubige Naturwissenschaftler, Ärzte und Professoren behandelt... mit Erfolg!

Die Assistentin von Dr.Bic behandelte einen Heuschnupfen-Patienten versehentlich mit Roggen-Körnern statt mit Roggen-Pollen. Es trat keine Besserung der Symptome ein, obwohl Therapeut und Patient fest an den Erfolg glaubten. Nachdem der Irrtum entdeckt war, wurde mit "Roggen-Pollen" nachbehandelt. Schlagartig liessen die Beschwerden nach. Ein Beispiel für einen unfreiwilligen ***Doppel-Blind-Versuch****.*

Eine begeisterte Mutter:" Der Hautarzt von Klara sagte uns, Neurodermitis sei unheilbar, man könne nur mit Cortisonsalben die Beschwerden lindern. Damit wollten wir uns nicht zufrieden geben, dann versuchen wir lieber eine "Placebo-Therapie" mit einer Erfolgsquote von 80%! Heisst es nicht: "Wer heilt,hat Recht!"?

Was kann ich selber tun?

"Kann ich etwas selber tun, um die laufende Bioresonanz-Therapie zu unterstützen?"
"Ja,natürlich!"
Je mehr der Patient mitarbeitet, desto besser und schneller wird sich ein Behandlungserfolg einstellen.Wenn der Patient einmal die Grundprinzipien der ganzheitlichen Behandlungsweise verstanden hat, erscheinen viele Empfehlungen selbstverständlich!
Die Bioresonanz-Therapie setzt Impulse, um das Energiesystem des Körpers aufzubauen, Giftstoffe und Therapieblockaden abzubauen, um die körpereigne Regulation zu normalisieren und die Abwehrkräfte zu mobilisieren.
- Alles, was den Körper aufbaut, ist gut!
- Alles, was dem Körper schadet, ist schlecht!

Regel 1: ***Viel Wasser trinken!***
Während der Bioresonanz-Therapie werden Giftstoffe und Schlackstoffe mobilisiert. Diese können über Leber, Galle, Darm und Nieren nur ausgeschieden werden, wenn dem Körper ausreichend Flüssigkeit zur Verfügung steht.Mineralarmes Wasser kann Giftstoffe am besten binden und ausscheiden. Sind vorher schon viele andere Stoffe in diesem Wasser gelöst wie bei stark mineralhaltigem Wasser, Limonaden, Tee usw., ist die Möglichkeit der Giftbindung viel geringer.Kaffee und schwarzer Tee entziehen dem Körper noch Wasser und dürfen nicht mitgezählt werden. Milch ist kein Getränk, sondern ein Nahrungsmittel. Alkoholische Getränke belasten das Ausscheidungsorgan Leber zusätzlich und sollten gemieden werden.
Täglich **2 - 3 Liter reines Quellwasser oder gefiltertes Leitungswasser trinken**!
Direkt nach der Bioresonanz-Therapie: Mindestens 1 Liter Wasser trinken, für 6 Stunden kein Alkohol, Kaffee oder schwarzer Tee.

Regel 2: ***Gesunde Ernährung***
Möglichst **vollwertige** Ernährung, wenig Produkte, die zusätzliche Giftstoffe enthalten wie *Pestizide*, *Konservierungsstoffe* und *Farbstoffe*, da diese unsere Ausleitungsorgane zusätzlich belasten. Vielleicht mal öfter im Bioladen einkau-

fen gehen. Die zusätzlichen Kosten können teilweise wieder aufgefangen werden, indem man weniger Fleischprodukte kauft. Auch die vegetarische Küche kann sehr schmackhaft sein.
Kein Schweinefleisch! Schweinefleisch blockiert die Darmlymphknoten und belastet unser Immunsystem. Schweinefleisch enthält viele intrazelluläre Fette, speichert viele Giftstoffe, die fast ungehindert die Darmwand passieren, da es dem "Menschenfleisch" sehr ähnlich ist.
Wenig Zucker und Weissmehlprodukte! Diese schädigen die gesunde Darmflora und fördern das Wachstum von krankmachenden Bakterien und Pilzen.
Mikrowelle zerstört die Struktur der Nahrungseiweisse und deren "Lebensenergie". Kochen Sie lieber im Ofen oder auf dem Herd.
Alle als **Allergen** wirkenden Nahrungsmittel müssen bis zur endgültigen erfolgten Allergiebehandlung natürlich gemieden werden.
Bei einigen Erkrankungen ist es notwendig, für eine Zeit lang **Vitamine**, **Mineralstoffe** oder **Spurenelemente** zusätzlich einzunehmen. Durch bestimmte Therapieprogramme kann die Aufnahme dieser Nährstoffe in den Körper verbessert werden.

Regel 3: ***Schlafen***

Gönnen Sie Ihrem Körper **ausreichenden, ruhigen** Schlaf an einem **entstörten** Schlafplatz. Nur so haben die Körperzellen die Möglichkeit, sich zu regenerieren. **Entspannungsübungen** wie Yoga, Autogenes Training usw. können hilfreich sein.

Regel 4: "***Ausleiten***"

Ausleiten von Giftstoffen ist die Domäne vieler natürlichen Heilverfahren und Hausmittel.
Ausleiten über die **Haut**, unser grösstes Ausleitungs-Organ: *Schwitzen, Sauna, Salzbäder, Duschen.* Aufgrund der Giftausscheidung über die Haut kann es zu unangenehmem Schweissgeruch kommen. Auch die *Schröpf-Therapie* ist eine uralte, nach wie vor wirkungsvolle Ausleittherapie über die Haut. Die Schröpfgläser werden über den Reflexzonen bestimmter Organe durch eine

Vakuumpumpe fixiert. Die Information der austretenden "Hautgase" oder des Blutes kann durch Bioresonanz-Elektroden aufgenommen und dadurch die Wirkung dieser Therapie erhöht werden.
Ausleiten über **Leber**, **Galle** und **Darm**: *Leibwickel, Einläufe, Verdauungs-Tees*.
Ausleiten über die **Lunge**: *frische Luft, Atem-Übungen, Inhalationen*. Alle Ausleitungsorgane können durch die Einnahme geeigneter **homöopathischer Medikamente** unterstützt werden.
Regelmässige Einnahme der *Bioresonanz-Tropfen*, eine Mineralmischung mit den "aufgeschwungenen" Therapie-Informationen und Einreiben von Narben und Reflexzonen mit dem "aufgeschwungenen" *Bioresonanz-Öl*.

Regel 5: ***Medikamente***
Einnahme **biologischer Medikamente**, deren Notwendigkeit und Verträglichkeit durch ein energetisches Testverfahren ausgetestet wurde, z.B. *Vitamine, Mineralien, homöopathische Ausleitungsmittel, pflanzliche Tees...*
Schulmedizinische Medikamente dürfen nicht plötzlich abgesetzt werden, vor allem nicht bei Asthmatikern und Rheumatikern. Auch energetisch blockierende Medikamente wie *Cortison* und *Antirheumatika* werden parallel zur Bioresonanz-Therapie beibehalten. Trotzdem wird die Behandlung positive Wirkungen zeigen.
Wenn die Krankheitssymptome sich deutlich gebessert haben, kann oft unter haus- oder fachärztlicher Absprache und Kontrolle die Medikamentendosis reduziert werden.

Regel 5: ***psychische Einstellung***
Die Bioresonanz-Therapie funktioniert auch dann, wenn man nicht daran glaubt. Die **positive Einstellung** zu Leben und Krankheit ist jedoch ein wichtiger Faktor zum Fortschreiten des Heilungsprozesses. Unterstützend können hier Methoden wie *Entspannungsübungen, Psychotherapie, Kinesiologie* oder *Bachblüten-Therapie* herangezogen werden. Die Änderung eines chronischen Krankheitsbildes ist nicht selten eine neue psychologische Herausforderung für den Patienten, seine Familie, oft für sein gesamtes soziales Umfeld.

Interview mit einem Patienten

Heinz Rep, unser rasender Reporter aus Neu-Gier hat Herrn Zweistein aufgesucht. (Der Name wurde von der Redaktion geändert)

Rep: *Herr Zweistein, Sie sind Physiker und haben sich mit Bioresonanz behandeln lassen. Prallen da nicht zwei Weltbilder aufeinander?*

Zweistein: Meine Kollegen können sie in zwei Gruppen aufteilen. Die Anhänger der klassischen Physik, die behaupten, dass so eine Methode nicht funktionieren kann und die andere Gruppe, die einwendet: wenn Einsteins Relativitätstheorie stimmt, wer weiss... Ich glaube, ich habe etwas von beiden.

Rep: *Warum haben Sie sich zu dieser Therapie entschlossen?*

Zweistein: Ich hatte mehrere kleine Allergien, die mich nicht sonderlich belasteten. Was mich am meisten aufregte war, dass ich nach Bier und Wein auf einmal Juckreiz, Hautausschlag und Kopfschmerzen bekam, und das nach kleinsten Mengen! Ich suchte den Hausarzt und mehrere Fachärzte auf. Sie sagten mir, ich solle den Alkohol halt weglassen und verschrieben mir für den Notfall Allergie-Pillen. Und das vor Weihnachten, das machen die doch selbst nicht.

Rep: *Wie verliefen die ersten Untersuchungen?*

Zweistein: Beim ersten Gespräch machte der Therapeut noch einen ganz normalen Eindruck, obwohl die Dinge, die er mir erzählte, für mich schwer nachzuvollziehen waren. Ich dachte mir, es wird wohl nicht schaden, versuch es einfach. Der Test-Termin war dann schon sehr merkwürdig. Er drückte auf meinem ausgestreckten Arm herum, der mal stärker, mal schwächer wurde. Ich bin mir nicht ganz sicher, ob er nicht doch manchmal stärker gedrückt hat. Er fand neben meiner Allergie auf Bier und Wein auch meine Erdbeer-Allergie, obwohl ich vorher garnichts davon erzählt hatte. Ich sah mich im Behandlungsraum um, ob nicht auch eine Kristallkugel dasteht oder eine schwarze Katze auf dem Schrank liegt.

Rep: *Und die Behandlungen?*

Zweistein: Ich wurde an das Gerät gesetzt, eine Matte in den Rücken und zwei Goldkugeln in die Hände. Ich fühlte mich wie der Froschkönig. Erst spürte ich garnichts. Nach einer Weile merkte ich ein "Kribbeln" in den Händen, obwohl mir der Therapeut versicherte, dass kein Strom in den Kabeln fliesse. Aber viell-leicht war es auch nur Einbildung. Danach fühlte ich mich sehr müde, aber ich hatte ja auch den ganzen Tag gearbeitet...

Rep: *Und wie war der Erfolg?*

Zweistein: Ich konnte wieder Bier und Wein trinken, und das ohne Jucken und Ausschlag! Ein bisschen Kopfschmerzen hatte ich nach der Silvester-Feier doch noch, aber ich glaube nicht von der Allergie. Aber erzählen können Sie das keinem, die Leute halten sie für verrückt.

Rep: *Kennen sie andere Patienten, die so behandelt wurden?*

Zweistein: Ich habe gleich meinen Schwager, der unter Heuschnupfen leidet, dorthin geschickt, und meinen Enkel mit seiner Neurodermitis. Auch den beiden hat es gut geholfen. Bei meinem Nachbarn mit seinem chronischen Asthma hat es leider nicht so viel gebracht.

Rep: *Würden Sie darüber im Fernsehen berichten?*

Zweistein: Als seriöser Wissenschaftler können sie sich das in der heutigen Zeit noch nicht erlauben. Da würde ich mich dem Spott vieler Kollegen aussetzen. Aber hinter der Hand empfehle ich es weiter.

Rep: *Und die Kosten?*

Zweistein: Die letzte Inspektion von meinem Auto war teurer ...

Rep: *Vielen Dank für das interessante Gespräch, Herr Zweistein.*

Interview mit Dr. Bic

Rep.: *Herr Dr. Bic, Sie arbeiten schon seit über zehn Jahren mit der Bioresonanz-Therapie. Wie sind Sie dazu gekommen?*

Dr. Bic: Ich habe einmal Medizin studiert, um Menschen zu helfen. Wenn man mit der Schulmedizin an Grenzen stösst, sieht man sich nach alternativen Behandlungsmöglichkeiten um. Auf die Bioresonanz-Therapie bin ich über eine Firmendemonstration aufmerksam geworden. Anfangs war ich sehr skeptisch, aber die Erfolge bei über 80% meiner Patienten, vor allem bei der Allergietherapie haben mich überzeugt. Ich kann mir meine Praxis ohne dieses Gerät nicht mehr vorstellen.

Rep: *Bei welchen Erkrankungen wird die Bioresonanz-Therapie eingesetzt und mit welchen Erfolgen?*

Dr. Bic: Die meisten Patienten kommen wegen Allergien, auch Heuschnupfen, Asthma bronchiale und Neurodermitis. Hier liegt die Erfolgsquote bei über 80%. Gute Erfolge haben wir auch bei vielen funktionellen und vegetativen Erkrankungen wie Migräne, Spannungskopfschmerzen, funktionellen Magen-Darm-Beschwerden und "nervösen" Beschwerden. Erschöpfungszustände und das "chronische Müdigkeitssyndrom", sowie akute und chronische Schmerzen können gebessert werden. Einige Therapeuten berichten über positive Erfahrungen bei der unterstützenden Behandlung von rheumatischen und bösartigen Erkrankungen.

Rep: *Hilft die Bioresonanz-Therapie bei jedem?*

Dr. Bic: Nein, die Bioresonanz ist kein Allheilmittel. Es gibt kein Medikament und keine medizinische Methode mit hundertprozentiger Heilungsquote. Etwa 10 - 15% der Patienten stellen keine Besserung fest und wenden sich anderen Methoden zu.

Interview mit Dr. Bic

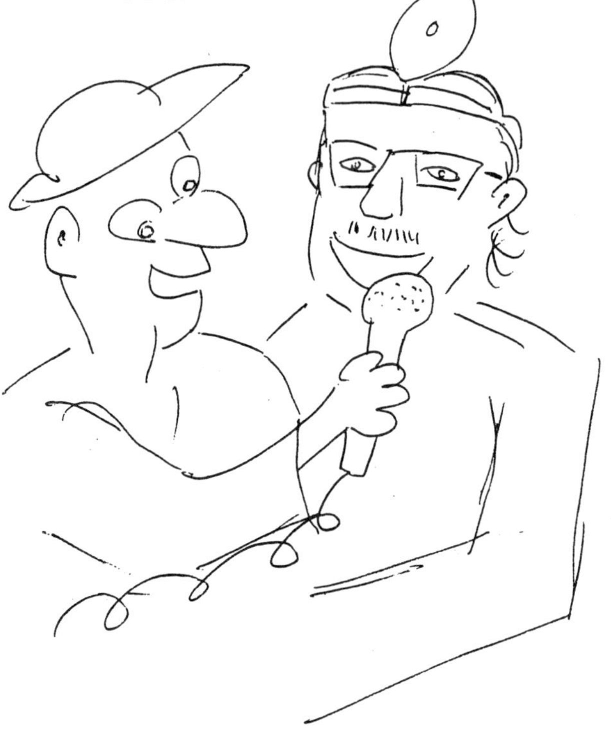

Rep: *Was kann die Ursache für den Misserfolg einer Behandlung sein?*

Dr. Bic: Meistens liegt eine energetische Therapieblockade vor, die entweder nicht gefunden oder aber nicht behoben werden konnte. Es ist auch möglich, dass nicht das richtige Allergen oder Toxin gefunden wurde oder aber dass die Behandlung nicht ausreichend lange und intensiv durchgeführt wurde. Vielleicht wurden die Symptome auch durch ganz andere, bisher zu wenig beachtete Faktoren verursacht. Nicht zuletzt kann auch die zu geringe Erfahrung des Therapeuten oder die unzureichende Mitarbeit des Patienten den Behandlungserfolg beeinträchtigen.

Rep: *Woher weiss der Patient, dass es funktioniert hat?*

Dr. Bic: Zunächst wird der Therapeut durch eine energetische Testmethode überprüfen, ob die Behandlung ausreichend war. Der letztendliche Beweis für den Erfolg der Behandlung ist aber erst der Kontakt zu dem behandelten Allergen. In den meisten Fällen kann der Patient (zunächst vorsichtig) selbst ausprobieren, ob er bei Kontakt zu Staub, Pollen, Haustieren usw. noch Symptome zeigt. Bei bekannten heftigen Allergiesymptomen wie Asthma oder Schock dürfen solche Expositionstests nur in spezialisierten Praxen oder Kliniken durchgeführt werden! Notfallmedikamente soll der Patient nach wie vor bei sich tragen. Schulmedizinische Haut- oder Bluttests sind für die Erfolgsüberprüfung nicht geeignet, da die Antikörper noch lange im Blut zirkulieren, auch wenn sie längst keine Symptome mehr hervorrufen.

Rep: W*ie lange hält der Effekt der Behandlung an?*

Dr. Bic: Wir haben vor 10 Jahren Patienten behandelt, die heute noch beschwerdefrei sind. Ob dieser Effekt lebenslang anhält, können wir heute noch nicht beurteilen, dafür ist die Methode noch nicht alt genug. Einige Patienten haben aufgrund ihrer Konstitution und "Allergie-Neigung" im Laufe der Zeit neue Allergien entwickelt, die dann aber genauso wieder behandelt werden konnten. Dass die gleichen Allergien nach einiger Zeit wieder auftauchen, kommt eher seltener vor. Aber auch hier kann die Behandlung natürlich wiederholt werden.

Rep: *Ist eine Kombination mit anderen medizinischen Methoden möglich?*

Dr. Bic: Natürlich! Notwendige schulmedizinische Medikamente sollen und dürfen nicht abgesetzt werden. Die Kombination mit anderen Naturheilverfahren wie Homöopathie, Akupunktur, Neuraltherapie, Kinesiologie ist je nach Erfahrung und Ausbildung des Therapeuten sehr hilfreich. Die Bioresonanz-Therapie sieht sich nicht als Konkurrenz, sondern als Ergänzung für Schulmedizin und Naturheilkunde.

Rep: *Wie finden die Patienten zu Ihnen?*

Dr. Bic: Durch Mundpropaganda. Jeder Allergiker kennt andere Allergiker. Viele erfolgreich behandelte Patienten schicken uns ihre Verwandten, Nachbarn und Arbeitskollegen. Dadurch sind wir meist mehrere Wochen lang ausgebucht. Reklame machen dürfen wir ja nicht.

Rep: *Wie reagieren die ärztlichen Kollegen in Ihrer Umgebung?*

Dr. Bic: Sehr unterschiedlich! Ich glaube, die meisten halten mich für einen etwas exotischen Vogel. Einige Kollegen halten mich für einen Scharlatan und raten ihren Patienten dringend vor dieser Behandlung ab. In manchen Praxen hängen sogar "Warnschilder". Die Patienten kommen dann meist heimlich zur Therapie, ohne den behandelnden Arzt zu informieren (leider). Die meisten Kollegen verhalten sich eher neutral. Sie akzeptieren den Wunsch ihrer Patienten nach zusätzlichen alternativen Behandlungsversuchen und freuen sich mit uns, wenn es erfolgreich war. Es gibt auch Kollegen, die sich von der Wirkung dieser Methode überzeugt haben und uns Patienten schicken. Bei uns wird immer nur die spezifische (z.B. Allergie) Behandlung durchgeführt. Die kontinuierliche Betreuung der Patienen bleibt in der Hand des Fach- oder Hausarztes.

Rep: *Viele Experten halten diese Therapie für unwissenschaftlich und verweisen sie in den esoterischen Bereich!*

Dr. Bic: Leider gibt es immer noch "Experten", die weder je eine Bioresonanz-Therapie “in natura” gesehen oder behandelte Patienten untersucht haben. Das meist vernichtende Urteil wird anhand der Geräteinformation gefällt. Das ist, als wollten sie die Qualität der Strände von Mallorca allein aus dem Reiseprospekt beurteilen. Was nicht sein kann, das gibt es halt nicht!
Aber das ist nichts Neues! 30 Jahre lang wurden die Akupunkteure als Scharlatane beschimpft bis auf Druck der Patienten (nicht der "Experten") die Methode ernst genommen und untersucht wurde. Viele der ehemaligen Kritiker

wenden heute die Akupunktur mt Begeisterung an. Die vielen bereits vorliegenden wissenschaftlichen Untersuchungen über die Bioresonanz-Therapie werden einfach nicht anerkannt. Was neue medizinische Methoden angeht, beobachtet man immer wieder das gleiche Schema: Zuerst wird die Methode ignoriert, wenn das nicht mehr geht, wird sie bekämpft und wenn das auch nicht mehr funktioniert, wird sie mit aller Selbstverständlichkeit übernommen.

Rep: *Oft hört man den Vorwurf, den Patienten wird nur das Geld aus der Tasche gezogen! Geht es nur ums Geld?*

Dr. Bic: Natürlich geht es ums Geld. Allergiker sind eine gute Einnahmeqelle, sie benötigen in der Regel lebenslang Arztbesuche und Medikamente. Die Kosten einer Hyposensibilisierung oder einer medikamentösen Dauerbehandlung übertreffen ein Vielfaches die Kosten einer Bioresonanz-Therapie. Vor einigen Jahren hatten sich viele gesetzliche Krankenkassen an den Kosten für die Bioresonanz-Therapie beteiligt. Einige Kassen schickten uns sogar Patienten, weil sie die Erfolge sahen. Im Rahmen von "Sparmassnahmen" wurde den Kassen verboten, diese Methode weiter zu unterstützen.

***Rep:** Die Allergieforschung verschlingt Milliarden und die Allergien nehmen immer weiter zu. Die Bioresonanz-Therapie scheint nach Erfahrung vieler Therapeuten und Patienten zumindest eine Bereicherung der therapeutischen Möglichkeiten darzustellen. Wäre es nicht logisch, wenn die "offizielle" Wissenschaft und Medizin sich mit diesem Thema einmal ernsthaft auseinander setzen würde?*

Dr.Bic: hmm ... tja ... kein Kommentar!

Rep: *Wir danken Ihnen für das Gespräch.*

"Das kann niemals fliegen!"

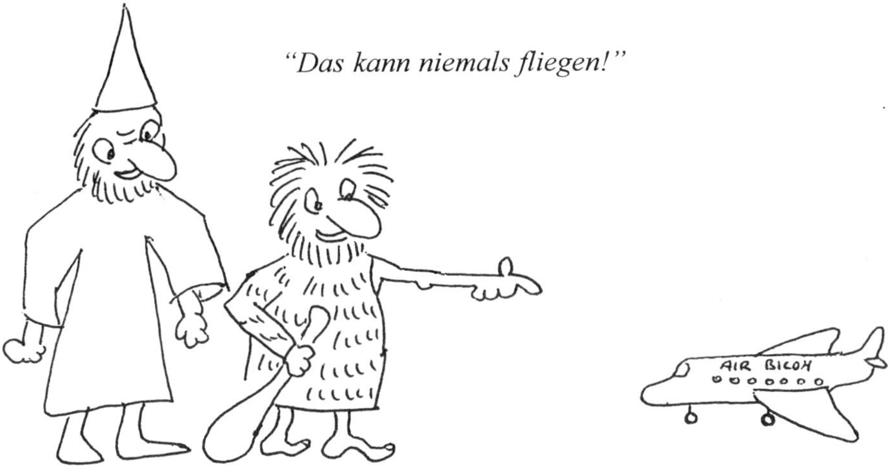

"Aber es fliegt doch!"

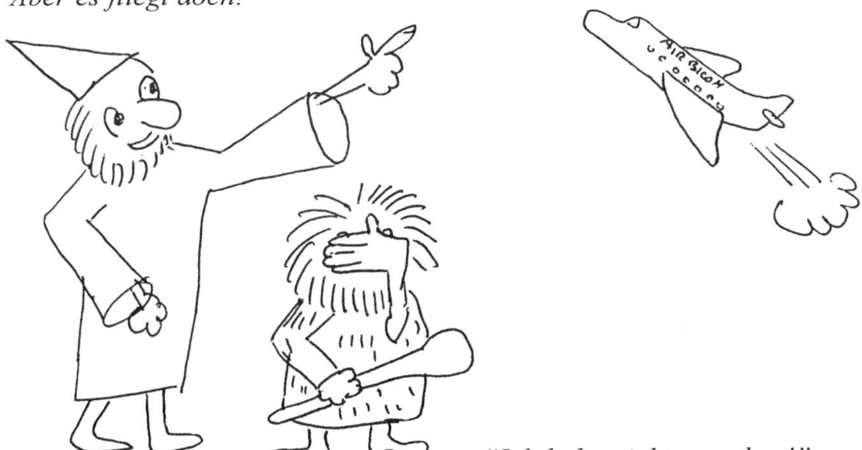

"Ich habe nichts gesehen!"

Büchertipps

Wenn Sie immer noch nicht genug über diese Themen gelesen haben, hier eine kleine Auswahl von Büchern, die speziell für Patienten geschrieben wurden.

Dörfler Siegfried: *Neue Lebenskraft durch Bioresonanz*
Sanitasverlag Wasserburg, ISBN 3-9804994-1-3

Dörfler Siegfried: *Hefepilze im Körper*
Sanitasverlag Wasserburg, ISBN 3-9804994-4-8

Parker Leila: *Das Praxisbuch der Kinesiologie*
Goldmann Verlag München, ISBN 3-442-13934-1

Schumacher Peter: *Allergien gegen Tiere sind heilbar*
Sonntag Verlag Stuttgart, ISBN 3-87758-107-2

Weidel Luise: *Strahlungsfelder-Erdstrahlen & Elektrosmog-Kraftorte & Bäume*
Astro-Spiegel-Verlag Stolberg, ISBN 3-928830-06-6

Will Reinhold: *Bioresonanz-Therapie - Mit körper - und substanzeigenen Schwingungen heilen*
W. Jopp Verlag Wiesbaden, ISBN 3-926955-74-0

Will Reinhold, Keymer Martin, Schmedtmann Norbert: *Bioenergie-Therapie*
W.Jopp Verlag Wiesbaden, ISBN 3-926955-83-X

und Vieles mehr ...

Wir danken der Firma Regumed, Gräfelfing, Telefon (089) 854 61 01, für die Abbildung des Bicom-Gerätes.